營養的

吞嚥照護食

張海靜 —— 著

給有吞嚥及咀嚼問題者
的日常食譜

林玉真　　劉芫君　　劉玉梅　　專業審訂
營養師　　萬芳醫院語言治療師　三總松山分院職能治療師

讓辛苦的照顧工作，添入最美好的滋味。

——李若綺（弘道老人福利基金會執行長）

飲食照顧對失能長者而言，必須同時具有營養攝取與產生愉悅感二個價值，只偏重任何一邊，都有缺憾。作者從其生活經驗中發現平衡的方法，更重要的是這些都能於日常中實踐，對任何人都具有啟發性。

——林金立（台灣自立支援照顧專業發展協會理事長）

「吃什麼食物」不只是生命的延續，更重要的是一項生活品質的表徵和享受。很高興看到這本書的出版，帶給台灣超過 100 萬照顧家庭希望與幸福感！

——郭慈安（中華民國家庭照顧者關懷總會理事長）

這是一本以「愛」為材料的食譜，讓中、重度吞嚥困難者，也能享受真食物所帶來的營養與回憶，重溫吃飯的樂趣，再次找回由口進食的幸福飽足感。

——陳春滿（中華國際全方位照護學會理事）

這是一本難能可貴的特殊食譜寶典，能幫助吞嚥障礙者重拾以口進食的喜悅，翻轉人生！感念作者將她對母親的愛化為大愛，慷慨分享照護心得。本書能讓照護的生活少一份辛苦，多一份輕鬆與療癒！

——梁惠雯（知名醫藥記者）

這本吞嚥照顧的食譜足以開啟病患食慾的味蕾，對於有心的照顧者是一本非常好的指南書。

——黃耀庭（彰化基督教醫院神經醫學部暨失智症照護中心臨床心理師）

吃得安全、吃得足夠、吃得營養、吃得愉快

俗話說能吃就是福，溝通和吞嚥是基本人權，也是最美好的享受。

台灣有吞嚥問題的人非常多，但對此問題有警覺的人卻非常少，知道要向什麼地方求助的人更少。

大多數人聽到「語言治療師」這個頭銜，下意識想到的是教小孩說話，其實語言治療師的業務範疇包括了言語、語言、溝通和吞嚥，我常開玩笑說語言治療師的工作就是管一張嘴，但絕不是只剩一張嘴。

自從 2008 年《語言治療師法》立法成功，2013 年中華民國語言治療師公會全國聯合會成立，我們便開始積極推動所有語言治療相關業務，其中吞嚥障礙就是其中特別著重推動的一項；我們除了舉辦「吞嚥障礙高峰論壇」，拍攝了「呷百二・吞嚥健康操」以及「大聲公・氧身健聲操」，更推出「溝通無礙好逗陣，吞嚥健康呷百二」預防延緩失能方案，也和如果出版社合作，推薦了《吞嚥力》一書；這些都是希望可以透過不斷的宣導與推廣，讓民眾可以重視自己的吞嚥健康，減少營養不良、吸入性肺炎、肌少症……等的發生。

我聽到這本書緣起的故事後非常感動，在二十五年的語言治療師生涯中，病人和家屬常常是我們最好的老師，本書即是如此。我家裡也有八十歲健康良好的媽媽，目前幾乎不需要我們兒女操心，但隨著年齡增加，進食偶而也會嗆咳，所以家人備餐時需要考慮的層面也愈來愈多。讀到這本書時的第一個反應就是覺得，不僅是吞嚥障礙者，其實它也能提供照顧健康老人時所需的參考。

這本不只是食譜的食譜，包含了有吞嚥困難的人在進食時所有應該了解的

相關知識。從吞嚥五個階段、可以做的練習；本會推出的「呷百二·吞嚥健康操」；進食前的準備、如何引起食慾；進食時的姿勢、如何增加自立支援讓患者自行進食；一直到進食之後的口腔清潔，以及吸入性肺炎的徵兆。涵蓋內容之廣，甚至稱之為小百科也不為過。

且書中倡導的觀念也和我一樣，認為無論因為疾病或是老化，只要有吞嚥困難的情況發生，一定要請醫師和語言治療師做完整的吞嚥臨床評估，必要時更需要配合儀器的檢查。只有透過完整的評估，才能知道每個特殊個案適合的質地，絕對不是一味地增稠，或認為只要切細碎就安全。

關於食譜的部分，尤其令我驚豔的是口味、口味、口味。因為很驚豔，所以講三遍。有別於以往我所看到的相關產品和置備方法，不是將各種食材分開來一坨一坨，或是強調塑形，這份食譜更著重於食物的美味，使用的都是新鮮天然的食物，同時還將食物做出各種組合搭配，重現長輩記憶中的美食。老人和嬰兒不同，吃過了山珍海味，食物能否對胃口相對重要。此外，書中還提供了國際吞嚥困難飲食標準（IDDSI）的食物質地描述與分類、烹調要注意的事項、一餐吃多少、營養夠不夠等資訊，值得詳讀。

我要特別推薦這本書，希望可以造福有吞嚥障礙的病人，讓每一位都能吃得安全、吃得足夠、吃得營養、吃得愉快。

蘇心怡

中華民國語言治療師公會全國聯合會 理事長

讓進食成為充滿期待的享受

近年來，年長者的生活起居照顧，逐漸受到重視。食衣住行育樂，不論在哪一個年齡層都是生活的基本需求。可見吞嚥功能和肌肉強度必然是決定老後生活品質的兩大重要因素。在神經科裡，我經常看到的是中風或巴金森氏症患者的吞嚥功能比其他功能明顯退化，為防止吸入性肺炎，鼻胃管灌食是顧及營養與吞嚥安全的一個替代方案。但有不少專業人士也指出，國外患者的鼻胃管使用率相較台灣低，尤其在日本。日本人會利用食物的膠著劑（例如寒天等等）將食物烹調成泥狀、糊狀，幫助患者吞嚥。如果患者仍有咀嚼能力，也利用食物模型將泥狀食物再製成各式各樣的型態，在色香味及口感上，盡量讓患者感受到原來食物的滋味，維持他們品嚐食物的愉悅。吃飯對他們而言，不再只是千篇一律的管灌飲食或安素，而是充滿了期待的品嚐。

作者是我的患者家屬。這本書是她在母親中風之後，為維持母親的生活品質，所作出的努力。在台灣，這一類的書多半是譯文。看見作者用台灣人自己熟悉的工具、常用的食材，製作出台灣口味的糊狀照護食食譜，覺得十分雀躍。在神經科行醫近二十年，家屬的努力不懈，往往是令我最為之動容的畫面。原來病人及病人家屬教我的事，就是親情永不放棄的牽絆所產生的奇蹟。

感謝作者的不藏私，願意將這幾年照顧母親的心得與大家分享，提供大家準備食物及居家吞嚥訓練的重點。本書以工具書的形式呈現，是一本簡單又可以立即上手的書籍。也強烈建議醫院及護理之家的食物準備，可以參考本書做法，增進患者食的樂趣。

宋家瑩

台北醫學大學醫學系神經學副教授、萬芳醫院神經內科醫師

最可貴的是愛與陪伴

　　從事家庭照顧者服務十九年，十九年來，這些原本應該是我幫助的對象，卻反過來經常感動我。

　　家庭照顧者與其他照顧者不同，因為通常處在長期照顧階段的家人，身體狀況只會逐漸下滑，無法改善現狀，常讓家庭照顧者感到無力和挫折，而他們與被照顧者之間深切的情感牽絆，又讓情緒的牽動、起伏更大。但他們讓我知道，與其只看照顧過程中辛苦的部分，不如尋找與家人相處時愉悅的時光。而且在需要解決問題時，大家學習的動機、韌性，也每每都讓我驚奇。

　　這本書，就是一個家庭照顧者，為了所愛的家人，所做出的嘗試。

　　作者研究了許多國外關於照護食的知識，並結合自身的經驗，創作出與現行很不一樣的吞嚥照護食，希望能照顧家人的健康，並給家人由口進食的樂趣。不過，「吃」其實只是這過程的一部分，我看到她經常帶著媽媽上菜場，問她想吃什麼菜色，給她看料理的樣子……讓進食這件事不只是單純的吃，而成了有意義，而且快樂的活動。

　　家庭中的長期照顧是一條漫漫長路，台灣平均的照顧時間是九‧九年，這麼長的時間，沒有人可以獨力支撐。家人的支持很重要，但經驗的啟發與分享，更能幫助我們找到走下去的正面力量。雖然每個家庭的情境不同，但我相信這本從實際經驗出發的書，可以帶給你很多靈感，找到你自己的方法。

　　祝福每個家庭在漫漫照顧的歷程中，都能找到快樂的元素，為每個階段留下美好的回憶。

陳穎叡

新北市家庭照顧者關懷協會 理事長

由口進食的幸福

這食譜裡的每一道，都是我做給自己媽媽吃的料理。

2016 年元宵節前夕，我的母親在十天之內兩度中風，原本只是左側有些肢體不靈活，第二次中風之後，就變得無法吞嚥，也無法說話。

有一句話說，家庭照顧者都是在有一天早上醒來，突然就發現自己成了照顧者。我們的情況也是如此。雖然我當了十多年健康書的編輯，自信對健康及營養的知識豐富，但在那個當下還是非常手足無措。

原本我們也很不想為母親插鼻胃管，但因為中風症狀並不是完全不可逆，而且母親雖然已經高齡九十，但在中風之前，頭腦一直非常清晰，除了高血壓和心臟較弱外，也沒有其它的慢性病。於是抱著萬一的希望，和未來脫管的可能，我們決定為母親插上鼻胃管，並開始了長達一年的吞嚥復健。

所有上過吞嚥復健課的人都知道，在一開始的冰酸刺激、練習吹衛生紙和吐舌頭之後，通常會開始練習的就是吞優格和吞南瓜。

因為相信真食物的力量，自從母親出院後，我們沒有一天給她吃過非天然食品，即使還在管灌期間，清晨起床為她準備好一天需要的食物，就已是我每天必做的功課。但流質食物的營養密度總是比不上固體食物，我又是個好吃鬼，想到母親再也嚐不到食物的滋味，簡直無法忍受。更不用說當家人圍繞用餐時，母親卻無法參與的心酸。可想而知，當母親開始真正練習進食時，我的內心有多麼期待。

吞優格很順利，吞南瓜也很順利，可是接下來瓶頸來了，優格、南瓜、香蕉都吃完了，吃粥會咳，還能再吃什麼？總不能移除鼻胃管後只靠南瓜、香蕉

過日子吧？

　　語言治療師說，吞嚥困難者的食物不能離水、要容易聚成食團、好吞，但有什麼食物是符合這個標準的？我想給她吃蒸蛋，可是蒸蛋容易碎在嘴裡，並不是適合的食物。但如果加一些山藥增稠並把雞蛋黏合在一起呢？山藥滑滑的，應該很好吞，我開始動腦筋。第一次試做時，山藥全沉在碗底，調整了一下比例，多試幾次之後，山藥蒸蛋出爐了。母親吃得很順利，也很喜歡。

　　還有呢？還有什麼可吃？臥床者的腸胃蠕動通常不太好，膳食纖維也不足，該吃什麼來改善？母親中風前常吃的銀耳芝麻糊或許可行。調整了幾次水量，果然一試成功。於是，我膽子大了起來，南瓜吃厭了，也不想給母親吃那麼多甜食，做成南瓜雞如何？用什麼增稠？銀耳自然成了我第一個想到的添加物。銀耳非常抓水，真的可以做到冷凍也不離水，而且它的味道很淡，完全不影響食物的原味，又滑順好吞。南瓜雞母親很喜歡。南瓜還有什麼可以取代？山藥？芋頭？馬鈴薯？紅蘿蔔？青菜要怎麼加進去？水果呢？於是，一道一道的料理出爐了。每一次上吞嚥課時帶去的食物都不一樣，讓語言老師直說，想把我的食譜介紹給其他的家屬，因為上課時沒有適當的食物可以練習吞嚥，一直是治療師們很大的困擾。

　　在為母親料理三餐及與其他照顧者分享食譜的過程中，我發現了一件重要但常被人忽略的事。那就是食物的滋味、料理的滋味。當被照顧者有吃糊餐的需求時，家人常因為營養或是方便，把想得到的食物都混在一起攪打，或天天讓被照顧者吃一樣的食物。但是成人和小孩不同，歷經歲月，有自己的美食記憶和口味的偏好。食物有食物的道理，把食物不分滋味全部攪打在一起，或沒注意質地的需求，不好吃、不好吞、吃厭了，都有可能讓人拒食。好吃的食物

人人都愛吃，即使是無法表達的被照顧者，他們如果吃到喜歡的食物，也可能會吃得特別快，或者表情特別放鬆，在那個當下，真的會覺得辛勞是有意義的，堅持由口進食也是有意義的。

真食物的力量是很強大的，食物中的各種營養素會相輔相成。單獨抽取某種營養素食用時，不僅生體利用率低，而且非天然食品中也很難保存對人體很重要的植化素。但要讓有吞嚥困難的人吃到足夠量的真食物，真是太困難了。研究吞嚥照護食的過程中，我也曾多方涉獵國外吞嚥照護的方式，在製作中重度吞嚥困難者需要的攪打食上，很少有不使用添加物的，很多做法都是食物和水以 1:1 的比例一起攪打，再使用化學的增稠劑或塑形劑增稠、塑形，因加水變稀薄的滋味再以調味料補強，同樣的份量吃進去的真食物有限。市售照護食會使用這種方式有它的原因，也不是只要用添加劑就是不好，只是，雖不應排斥，也不該過度依賴。在天然食材能做得到的情況下，盡量嘗試以天然食材完成，才可能讓被照顧者盡可能吃到好吃、營養價值又高的食物。

這本書裡的吞嚥照護食，除了純粹以天然食物製作，設計時是以蛋白質的需求量為最主要考量，因為無論是年長者或是疾病恢復期間的人，蛋白質都是他們最需要的營養素。此外用做主要黏稠劑的銀耳含大量水溶性纖維，不但抓水力十足，讓食物滑順好吞，還可避免傳統使用太白粉、藕粉等增稠食物時質地不穩定且容易醣量太高的問題。而且料理的方式簡單易做，只要抓準幾個原則，就能輕易變換多種菜色。週末一個下午做完，冷凍保存，週間只需用餐前解凍加熱，在飲食照護上可以輕鬆容易地執行。

不過每個人造成吞嚥困難的原因不同，吞嚥能力也不一樣，記得在開始以這份食譜的料理進餐之前，要先經語言治療師評估，並在語言治療師的照護下進食。有慢性病的人，也需與醫師討論後進食。

我的母親雖然因為無法克服喝水的問題，最終沒有脫管，但每日三餐能由口進食，享受進食的樂趣，精神氣色都不錯，對我們這群依戀母親的孩子來說，就很滿足了。

　　照護的這一路上，如果沒有許多人的幫忙，我們無法一直堅持。謝謝賴佳君中醫師，在母親一中風就三番兩次到醫院看她，至今也一直照顧她。謝謝劉玉梅職能治療師，在我們不知道要怎麼帶母親回家的時候，第一時間就到醫院來看我們，告訴我們該使用哪種輪椅、該如何帶母親回四樓公寓的家，還告訴我們訓練吞嚥的重要。謝謝李協興醫師在母親剛中風就到醫院探視，提供了許多寶貴的建議。謝謝萬芳醫院的宋家瑩醫師、林硯農醫師、鍾文桂醫師，在我們不知道母親水腫的原因，又等不到住院床位的時候，幫了我們一把，悉心照顧她，最後讓母親能健康出院返家。謝謝袁聖博醫師對高齡者的愛心與耐心。謝謝魏于珮居家護理師，對臥床老人許多奇奇怪怪的問題，你總是胸有成竹，讓我們這一路更加篤定。謝謝新北家協的理事長陳穎叡，你是家庭照顧者最棒的照顧者。最後要謝謝劉芫君語言治療師，我為母親做的食物有成功有失敗，你都用開闊的心胸微笑接受，並給予建議。雖然我知道把奇怪的食物送進病人的口中，對你是一種折磨 ☺。曾幫助過我們的人還有許多，礙於篇幅無法一一記下，謝謝大家，對你們，除了感謝，還是感謝。

　　這本書的出版，得到同事、家人及許多人的協助和意見，謝謝每一位幫助過我的人。如果因為這本書的拋磚引玉，讓台灣的鼻胃管使用率不要那麼高，讓有吞嚥困難的人可以重拾由口進食的幸福，我相信這一定是大家共同的心願。

張海靜

目次

Part I 準備篇

雞肉

豬肉、牛肉

海鮮

什麼是吞嚥照護食？

什麼是吞嚥照護食？吞嚥照護食是專門為有吞嚥困難的人所設計的飲食。

人因為年紀，或者某些疾病，吞嚥能力可能產生障礙，這時，就需要調整食物的形態與質地，讓有吞嚥困難的人方便進食，並藉由進食訓練吞嚥才能夠獲得人體所需的營養並維持機能。

因中風、或車禍腦傷影響到吞嚥功能的人，頭頸癌切除口腔器官的病人，肌力下降導致吞嚥功能退化的年長者、重度帕金森氏症患者、重度失智症患者，甚至咀嚼困難者，都可能在某段期間，或長期間需要這種吞嚥照護食。

所以，有吞嚥障礙的人不是不能吃，而是吃的食物都必須要特別花工夫處理。

什麼時候需要吞嚥照護食？它有什麼優點？

台灣的長照機構中，使用鼻胃管的人所占的比例高達 94％，但日本只有 11.6％，德國只有 6.6％。最新研究也指出，使用鼻胃管同樣也會有吸入性肺炎的風險，誤吸的可能性並不會因此降低。所以在可能的情況下，盡量由口進食，無論對身體或生活品質，都是比較好的選擇。

一旦發生吞嚥障礙，最好盡速請語言治療師開始進行吞嚥復健，並依照治療師建議給予適合質地的食物，以幫助吞嚥功能恢復，並避免因進食量過少引起可怕的肌少症及免疫下降問題。

吞嚥照護食的優點：

1. **降低吸入性肺炎的機率：** 吞嚥是人體很重要的功能，人一天吞口水的次數大概有六百次，如果吞嚥功能退化，就算只吞口水也有可能會嗆到。這樣即使不進食，也還是會引起吸入性肺炎，可見保持吞嚥功能的重要。

   訓練吞嚥，最好的方法就是持續吞嚥。用適合的食物，讓有吞嚥障礙的人自行吞嚥進食，就是維持吞嚥功能最好的方法之一。

2. **能攝取到完整的營養素：** 不進食，一般最常使用的解決辦法就是改吃營養補充品。可是非天然食品與天然食品中營養素的生體利用率是有差別的，且非天然食品也較欠缺對人體十分重要的植化素。光吃營養補充品不吃天然食物，很容易營養不均衡、免疫力下降，又導致其他的問題產生。

3. **好消化，較不易引起胃食道逆流：** 吞嚥照護食雖然仍然是流質食物，但濃稠度要較管灌飲食高很多，較不易引起胃食道逆流；且胃液不會被過多的水份稀釋，好消化，營養密度也高。

4. **刺激五感，讓認知機能不退化：** 大腦機能用進廢退，進食是一項需要同時運用五感的複雜活動，多管齊下，可以刺激大腦活化。食器和料理的顏色、共餐者的表情，可以刺激視覺；進食的聲音、照顧者的話語，可以刺激聽覺；料理的香味、人的氣息，可以刺激嗅覺；料理的溫度、食物進入口中的觸感、食器的觸感，可以刺激觸覺；料理的滋味可以刺激味覺。單單做到能由口進食這件事，就已經是一種很好的認知復健。

該選擇哪種吞嚥照護食？一定要知道的吞嚥五階段

　　會導致吞嚥障礙的原因很多，所以依據個人情況，吞嚥障礙也有很多不同的症狀。為了預防誤吸，並且找到適合的吞嚥照護食質地，幫助判斷是吞嚥過程中的哪個階段出現障礙，我們一定要先了解吞嚥的五個階段。吞嚥，是從眼睛看到食物，一直到把食物經口送進胃裡的一個過程，在這個過程裡如果有任何階段出現障礙，都可能有不同狀況的吞嚥困難。

1. **認知期**：在進食之前，經由視覺、味覺、觸覺和過去的經驗認知食物，並判斷要吃多少量，及以何種方式進食的時期。

2. **準備期**：食物進入口腔，口腔感受到有食物進入，會雙唇緊閉，不讓食物或液體掉到嘴外，然後開始進行咀嚼，用牙齒切斷食物、磨碎，舌頭攪拌成食團。如果是液體，則舌頭會捲成杯狀包住液體。

3. **口腔期**：食物形成食團後，舌頭會左右移動並向上頂住硬顎，後方的軟顎向上提升，咽喉收縮，提起舌根肌肉，用一連串的動作將食團後送到舌根，並啟動吞嚥反射。

4. **咽喉期**：吞嚥反射開始時，硬顎會上提並後縮蓋住顎咽，防止食物進入鼻腔，讓食團進入咽喉。跟著喉部會閉合、會厭軟骨同時會往前移動蓋住氣管入口，不讓食物誤入氣管。最後環咽括約肌開啟，讓食物從咽部通過進入食道。

5. **食道期**：食團經食道進入胃中。

　　吞嚥是大腦、神經和肌肉一連串的協調和動作下發生的行為，發

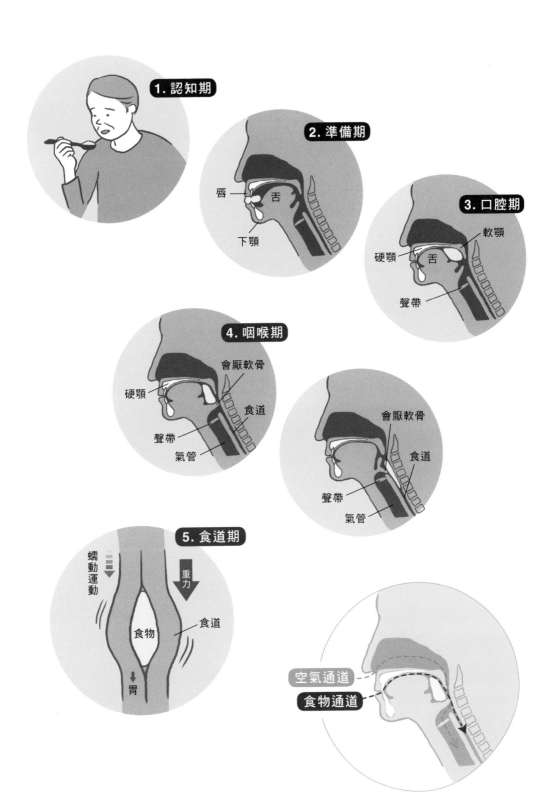

1. 認知期

2. 準備期
唇 舌
下顎

3. 口腔期
軟顎
硬顎 舌
聲帶

4. 咽喉期
會厭軟骨
硬顎
食道
聲帶
氣管

會厭軟骨
食道
聲帶
氣管

5. 食道期
蠕動運動
重力
食物 食道
胃

空氣通道
食物通道

19

生在不同階段的障礙，會導致不同狀況的吞嚥困難。例如不認得食物不知道要吃，或是口唇無法緊閉造成食物容易流出，或者無法吞嚥，或容易誤吸引發肺部感染等等。這種時候就要視狀況提高對食物的認知、或是改變進食的姿勢、或改變食物的稠度和質地，幫助安全吞嚥。

中、重度吞嚥照護食不是剁碎餐

　　大部分的人，在家屬發生吞嚥困難時，第一個反應是把餐剁碎，以為這樣就能幫助進食，但有吞嚥障礙的人在進食時遇到的困難和有咀嚼困難的人並不相同。我們可以在進食時，嘗試想像舌頭和喉頭無法按照自己意志自由活動的情形，自然就可以知道，我們一般以為的剁碎餐、含水量高的粥，或易碎的蒸蛋、布丁、果凍等，並不一定適合中、重度吞嚥障礙者食用。舌頭功能不佳的人，剁碎或易碎的食物容易四散在口中，結果反而會大量堆積在口腔吞不下去；而含水量高的粥，則容易因為水的流速快，喉嚨來不及吞嚥而嗆到。

其他不適合吞嚥困難者食用的食物還包括：

- **海綿狀的食物**：如麵包、海綿蛋糕等，若舌頭功能不佳容易黏在口腔中。
- **太乾易散碎的食物**：如全熟的蛋黃、餅乾，不但乾，還很容易散落在口腔四處，引起誤吸。
- **太黏的食物**：如年糕、麻糬等，若咽部收縮力量差，就會容易卡在喉嚨裡。

可是聽說吃糊餐不好？

　　吃糊餐不是不好，如果食材採用的是天然食材，吃糊餐也可獲得充足的營養。但如果一有吞嚥困難，不經吞嚥障礙評估就只是改吃糊餐，那麼可能會忽略一些潛藏的吞嚥問題，或錯失改善吞嚥功能的機會。

語言治療師哪裡找？
可至設有語言治療的醫院復健科及復健診所掛號。或撥打 1966 長照專線，申請居家語言治療師到家裡評估及訓練。

　　所以，如果發生吞嚥困難，最好還是盡快經由語言治療師嘗試調整進食姿勢、制定吞嚥策略，並判定需要哪種質地的食物。

吞嚥困難飲食質地描述與分類

　　吞嚥有困難的人，個別的吞嚥能力差異很大，因此適合食用的食物質地也可能有個別差異，例如有些人適合吃濃稠且質地平均的食物，有些人則可以用舌頭擠碎食物顆粒。而且即使是同一個人，隨著身體狀態的變化，吞嚥能力也可能進步或退步，需調整食物質地。

　　關於食物質地的描述與分類，目前世界上最普遍為人使用的是2017 年〈國際吞嚥困難飲食標準〉（IDDSI），以及日本 2013 年〈飲食吞嚥復健學會－吞嚥調整食品分類〉，台灣也在 2018 年年底提出了「台灣飲食質地製備指引與範例」（草案），很快也將推出確定版。用這些描述食物質地的標準詞彙與分級方式，就可以較輕易地與語言治療師討論，找出適合個別吞嚥障礙者的食物質地，協助他們由口進食。

食物
FOODS

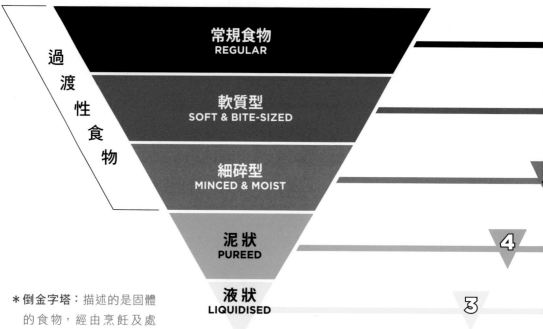

過渡性食物

常規食物
REGULAR

軟質型
SOFT & BITE-SIZED

細碎型
MINCED & MOIST

泥狀
PUREED

液狀
LIQUIDISED

4

3

＊**倒金字塔**：描述的是固體
　的食物，經由烹飪及處
　理，愈往下愈呈液體狀，
　從上往下是從第 7 級分到
　第 3 級。

＊**交集處**：固體食物的 3、4
　級和液體部分的 3、4 級
　是交集的，表示無論是固
　體或液體，它們的稠度是
　接近的。

Ⅰ.國際吞嚥困難飲食標準
（International Dysphagia Diet Standardisation Initiative, IDDSI）

　　這是國際吞嚥困難飲食標準委員會為了建立全球一致的吞嚥困難食物標準而制定的。使用這套標準，無論在任何文化、機構下，都可以用同樣的語言文字來描述食物的質地和濃稠的程度。

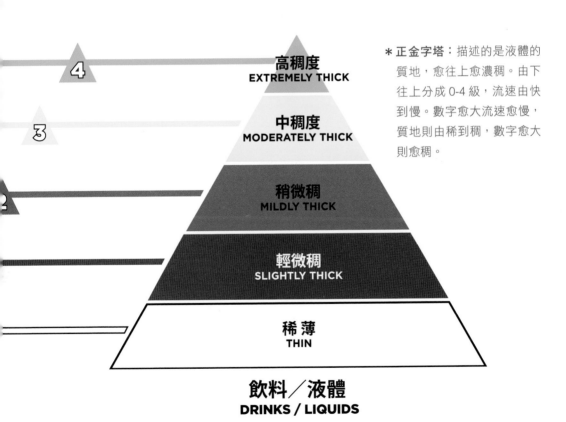

＊正金字塔：描述的是液體的質地，愈往上愈濃稠。由下往上分成 0-4 級，流速由快到慢。數字愈大流速愈慢，質地則由稀到稠，數字愈大則愈稠。

符合 IDDSI 規範的飲食質地分類速查表

編號／名稱	形態	食物質地	飲用方式
0 級 稀薄 thin	• 流速如水 • 流速快		• 適合任何方法，可用任何類型的奶嘴、杯子、吸管飲用
1 級 輕微稠 slightly thick	• 比水稍微濃稠 • 可流過吸管、針筒和奶嘴	• 濃稠度類似市售防吐奶（新諾兒 AR）的嬰兒配方奶粉稠度	• 比稀薄的液體需要多一點力氣飲用
2 級 稍微稠 mildly thick	• 可從湯匙流下 • 可以從湯匙迅速倒出，但比稀薄液體速度慢		• 可啜飲 • 使用標準口徑的吸管，需稍微費力才能吸取[*1]
3 級 中稠度／液狀 moderately thick / liqudised	• 無法在餐盤上成型	• 不需要透過口腔加工或是咀嚼，可以直接吞嚥 • 質地滑順，沒有塊狀（團塊、纖維、帶皮或帶殼、外殼、碎骨）	• 可以使用杯子飲用 • 需要稍微用力才能從標準或寬口徑的吸管吸取[*2] • 可啜飲，可從湯匙上慢慢滑下來
4 級 高稠度／泥狀 extremely thick / pureed	• 可分層堆積或在餐盤上成型 • 在重力作用下會緩慢移動，但不會溢出 • 當湯匙傾斜時會整塊掉落，但能在盤子上成型	• 任何需要口腔咀嚼、控制或成團的食物都不屬於此級 • 如果食物稠度過高，會有增加食物殘留的風險 • 不含塊狀 • 不黏稠 • 液體不會從固體分離出來（離水現象）	• 不能以杯子飲用 • 不能以吸管吸取
5 級 細碎型 minced & moist	• 可以在盤上成型（例如：球型）	• 柔軟潮濕且無液體分離流出 • 食物中有小塊物[*3] • 塊狀物可輕易被舌頭壓扁	
6 級 軟質型 soft & bite-sized	• 「一口大小」的食物應為口腔能處理的合適大小[*4]	• 吞嚥前需要咀嚼 • 食材柔軟、細嫩及濕潤，但不會分離出液體	
7 級 常規食物 regular		• 食物可能很硬、很脆或本來就柔軟的 • 食物的尺寸在第 7 級較不受限，但仍有尺寸範圍[*5] • 包含堅硬、難嚼、多纖維狀、有筋的、有黏性、乾燥、酥脆的、脆的、易碎的塊狀 • 含有小核籽、種子、果皮、外殼或骨頭的食物 • 包括雙重質地或是混合質地的食物或液體	

進食方式	必須的吞嚥／咀嚼能力	適用對象
	• 能有效安全地飲用各類型的液體	• 適合任何年齡
		• 主要用於嬰幼兒，做為降低流速的增稠飲品，但其稠度仍能通過奶嘴。應依個別狀況決定是否適用奶嘴的流速
		• 適合舌頭控制能力輕微不佳者
• 無法用叉子進食，因為它會從叉齒縫隙間滴下 • 可以透過湯匙進食	• 能進行更長時間的口部控制 • 需要一些舌頭推進的力量	• 此層級適用於舌頭無法控制稍微稠液體者 • 吞嚥疼痛者
• 通常可用湯匙進食（也可以用叉子） • 不需要咀嚼	• 比 5 級、6 級、7 級需要較少的推動力，但比 3 級需要更多力道 • 不需要撕咬或咀嚼	• 如果舌頭控制力明顯不足，此級別也許最適合飲用 • 適用於咀嚼或吞嚥會感到疼痛者 • 適用於缺牙或配戴不合假牙者
• 可以用叉子或湯匙進食 • 如果有較好的手部控制能力，有些情況下可以使用筷子進食	• 不需要咬斷 • 幾乎不需咀嚼 • 只要用舌頭力量，就可以將此級別的食物小塊壓碎 • 需要靠舌頭力量移動食團	• 咀嚼時會感到疼痛或疲累者 • 適用於缺牙或配戴不合假牙者
• 可用叉子、湯匙或筷子進食 • 可以用叉子，湯匙或筷子將其壓碎 • 不需用刀子切割，但需要用刀子輔助叉子或湯匙盛取食物	• 不需要咬斷 • 需要咀嚼 • 在咀嚼時需要透過舌頭的力量和移動以咀嚼，並讓食物穩定地停留在口中 • 吞嚥時，需要舌頭的力量來後送食團	• 咀嚼時會感到疼痛或疲累者 • 適用於缺牙或配戴不合假牙者
• 任何方法都能被用來進食這些食物	• 可以咀嚼任何堅硬或柔軟的食物，並使其成為柔軟可吞嚥的食團 • 可輕易地咀嚼所有質地的食材而不會覺得疲累 • 可安全地吐掉食物中不能吞嚥的骨頭或軟骨	• 適合各年齡層的各種日常食物皆為此級別

＊1　標準口徑吸管＝直徑 0.209 英寸或 0.53 公分
＊2　寬口徑吸管＝ 0.275 英寸或 0.69 公分
＊3　兒童 0.2 ～ 0.4 公分、成人 0.4 公分
＊4　兒童 0.8 公分、成人 1.5 公分
＊5　小孩小於 0.8 公分小塊、大人為 1.5 公分小塊

符合 IDDSI 規範的飲食質地分類測試法

級別／測試範例		叉子測試	筷子測試
0 級	**稀薄** thin		
1 級	**輕微稠** slightly thick		
2 級	**稍微稠** mildly thick		
3 級	**中稠度／液狀** moderately thick / liqudised	• 在叉齒縫隙間會以成團方式緩慢滴下 • 以叉子戳壓，表面不會留下清楚的印痕 • 溢出時會擴散開來	• 筷子不適合運用在此種質地的食物
4 級	**高稠度／泥狀** extremely thick / pureed	• 利用叉子叉壓食物，會在食物表面留下清晰的印痕 • 無塊狀 • 食物會在叉子上方形成小丘狀，會有少量的食物從叉子間滴下並呈尾巴狀，但不會持續地滴落	• 筷子不適合運用在此種質地的食物
5 級	**細碎型** minced & moist	• 用叉子按壓時，食物會輕易地分開並穿過叉齒縫隙 • 可以輕易地用叉子壓碎食物（所使用的壓力不應使拇指指甲變白） • 若用叉子挖取食物，可在叉子上呈現小丘狀，食物不會輕易從叉齒縫隙中掉落	• 如食物濕潤凝著時，且手部控制能力良好，則可使用筷子夾取
6 級	**軟質型** soft & bite-sized	• 以叉子側面即可以將食物切成較小塊 • 用拇指以叉子底部按壓食物（1.5 公分 ×1.5 公分）至拇指指甲變白時，食物會被擠壓及改變形狀，將叉子移開後，食物不會恢復原狀	• 用筷子可將食物分成較小塊狀
7 級	**常規食物** regular	無	無

＊此兩份表格是根據〈國際吞嚥困難飲食標準〉資料，重新設計編排，如需更進一步資訊，請至國際吞嚥困難飲食標準委員會查詢。https://iddsi.org/framework/

＊中文翻譯引自：張家臻、陳惠櫻、李蕙蓉、林宗豪、謝佩君、張雁雲、邱麗琴（民 107）。國際吞嚥困難飲食標準中文繁體版本。亞東學報，38，1-18。

手指測試	湯匙測試	針筒測試
		• 測試液體在 10 秒內完全流過 10 ml 針筒，且無殘留
		• 測試液體流過 10ml 針筒，10 秒後還剩餘 1-4ml 殘留液
		• 測試液體流過 10ml 針筒，10 秒後還剩餘 4-8ml 殘留液
• 這種食物的質地無法用手指拿取，同時這種質地的食物會輕易地從指間滑落，並留下食物的痕跡	• 當湯匙傾斜時會緩慢滴下，不會黏附在湯匙上	• 測試液體流過 10ml 針筒，10 秒後還剩餘超過 8ml 殘留液
• 可以用手指拿取，可在指間輕易滑動，且留下明顯地殘留物	• 有足夠的凝聚力，在湯匙上可維持原狀 • 如果湯匙傾斜，整勺食物會直接從湯匙中掉落；或只需輕敲就可從湯匙中滑落，只殘留少許在湯匙上。此類食物不會結塊或黏稠 • 在平坦的表面上可能會稍微擴散開或緩慢散落	• 測試液體倒入 10ml 針筒，10 秒後不會流出或滴落
• 可以用手指輕易地拿取該質地的食物，手指能輕易壓扁小、柔軟、滑順的圓形顆粒。潮濕的食物則會在手上留下濕潤感	• 具有足夠的凝聚力，在湯匙上可維持一定的形狀 • 如果湯匙傾斜、翻面或輕輕搖動，則整勺食物會從湯匙上滑落。食物會輕易地從湯匙上滑落，或很少殘留，即食物不應太黏糊 • 舀食物在盤子上，食物會稍微擴散或塌陷	
• 取一塊拇指大小的食物（1.5 公分 x 1.5 公分），可用手指壓扁，而拇指、食指指甲會發白，食物也無法恢復原狀	• 以湯匙側面可以將食物切斷或切成小塊 • 用拇指以湯匙底部按壓食物（1.5 公分 ×1.5 公分），食物會被擠壓及改變形狀，將湯匙移開後，食物不會恢復成原樣	
無	無	

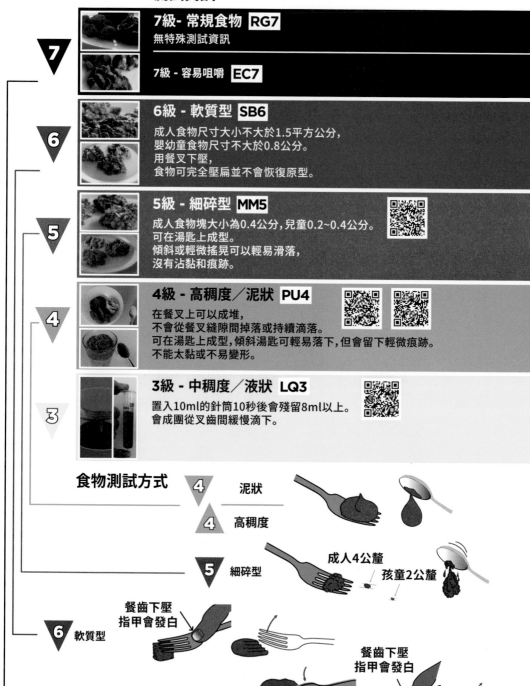

7級- 常規食物 RG7

無特殊測試資訊

7級 - 容易咀嚼 EC7

6級 - 軟質型 SB6

成人食物尺寸大小不大於1.5平方公分，
嬰幼童食物尺寸不大於0.8公分。
用餐叉下壓，
食物可完全壓扁並不會恢復原型。

5級 - 細碎型 MM5

成人食物塊大小為0.4公分，兒童0.2~0.4公分。
可在湯匙上成型。
傾斜或輕微搖晃可以輕易滑落，
沒有沾黏和痕跡。

4級 - 高稠度／泥狀 PU4

在餐叉上可以成堆，
不會從餐叉縫隙間掉落或持續滴落。
可在湯匙上成型，傾斜湯匙可輕易落下，但會留下輕微痕跡。
不能太黏或不易變形。

3級 - 中稠度／液狀 LQ3

置入10ml的針筒10秒後會殘留8ml以上。
會成團從叉齒間緩慢滴下。

食物測試方式

4 泥狀

4 高稠度

5 細碎型

成人4公釐

孩童2公釐

6 軟質型

餐齒下壓
指甲會發白

餐齒下壓
指甲會發白

7 容易咀嚼

食物

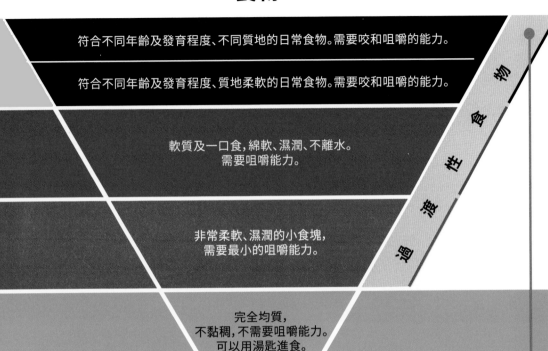

符合不同年齡及發育程度、不同質地的日常食物。需要咬和咀嚼的能力。

符合不同年齡及發育程度、質地柔軟的日常食物。需要咬和咀嚼的能力。

軟質及一口食,綿軟、濕潤、不離水。
需要咀嚼能力。

非常柔軟、濕潤的小食塊,
需要最小的咀嚼能力。

完全均質,
不黏稠,不需要咀嚼能力。
可以用湯匙進食。

可以用湯匙吃,或用杯子喝。
會由叉齒間滴落,所以無法用餐叉叉起。
也可以用寬口徑的吸管吸起。

過渡性食物

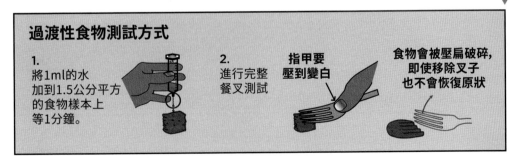

過渡性食物測試方式

1.
將1ml的水
加到1.5公分平方
的食物樣本上
等1分鐘。

2.
進行完整
餐叉測試

**指甲要
壓到變白**

**食物會被壓扁破碎,
即使移除叉子
也不會恢復原狀**

過渡性食物是當食物被潤濕(例如加水或唾液)或有溫度變化時(例如:加熱),可從一種質地
(例如堅硬的固體)轉變到另一種質地的食物。可用於咀嚼技巧的發展、訓練或復健。
範例:威化餅、米餅、碎片型洋芋片等。

過渡性食物實測影片

＊資料來源:國際吞嚥困難飲食標準

＊液體測試方法影片可掃瞄
QRCode 觀看

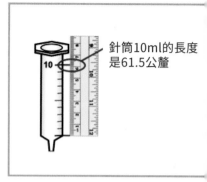

針筒10ml的長度
是61.5公釐

完全均質，
不黏稠，不需要咀嚼能力。
可以用湯匙進食。

可以用湯匙吃，
或用杯子喝。
會由叉齒間滴落，
所以無法用餐叉叉起。
也可以用大口徑的吸管吸起。

可以用杯子啜飲，
或用標準口徑吸管／奶嘴飲用。

比水濃稠，可以透過標準口徑的吸管／奶嘴飲用。

流速和水相同，可以使用任何一種吸管／奶嘴飲用。

飲料／液體

液體測試方式

 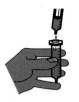 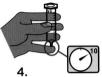

1.
去除中間推桿

2.
小指抵住前端,
從上方注入
10ml的液體

3.
放開小指
並開始計時

4.
10秒後
再度抵住前端

測試資訊

4級 - 高稠度／泥狀 EX4

在餐叉上可以成堆,
不會從餐叉縫隙間掉落或持續滴落。
可在湯匙上成型,傾斜湯匙可輕易落下,但會留下輕微痕跡。
不能太黏稠或不易變形。

4

3級 - 中稠度／液狀 MO3

置入10ml的針筒10秒後會殘留8ml以上。
會成團從叉齒間緩慢滴下。

3

2級 - 稍微稠 MT2

置入10ml針筒內10秒後殘餘4-8ml液體

2

1級 - 輕微稠 ST1

置入10ml針筒內10秒後殘餘1-4ml液體

1

0級 - 稀薄 TN0

置入10ml針筒內,10秒後殘餘1ml以下液體。

0

31

II . 日本飲食吞嚥復健學會速查表（2013 年版）

日本飲食吞嚥復健學會日本摂食・嚥下リハビリテーション学会在 2013 年時，為吞嚥困難者所需要飲食的質地制定了標準，分成食物與液體兩部分，方便患者簡單、方便地尋找與製作適合自己的飲食。

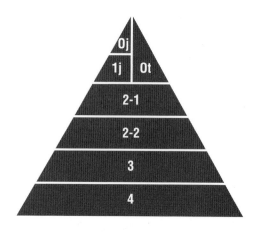

日本飲食吞嚥復健學會 2013 年濃稠度速查表

	階段 1 稀薄 mildly thick	階段 2 中等濃稠 moderately thick	階段 3 濃稠 extremely thick
性狀說明 （吞嚥時）	• 可以「喝」的濃稠度。一進入口腔就會流到口腔各處。視液體的種類、味道、溫度，有時也可以不需使用增稠劑。 • 喝的時候力量不需要很大 • 用吸管可以很容易吸起	• 有明顯的濃稠度，但還是能喝。 • 在口腔中是緩緩流到口腔各處 • 可以很容易在舌頭上凝聚 • 用吸管吸時有阻力	• 明顯濃稠，很好凝聚，需要力氣才能送入喉嚨，可以用湯匙「吃」的感覺。 • 很難用吸管吸起
性狀說明 （看起來）	• 傾斜湯匙一下子就流下 • 可以從叉齒間很快流下 • 傾斜杯子讓液體流出後，有薄薄的殘跡附著。	• 傾斜湯匙後緩慢滴落 • 從叉齒間緩慢流下 • 傾斜杯子讓液體流出後，杯子表面留有一層物質。	• 傾斜湯匙後仍能保持相當程度的形狀，不太流動。 • 無法從叉齒間流下 • 傾斜杯子也不會流出，會慢慢地呈塊狀滴落。

日本飲食吞嚥復健學會 2013 年食物速查表

編號	名稱	形態
0j	吞嚥訓練食品 0j	凍狀物 需考慮均質、黏著性、凝聚力、硬度 （不太離水，可以薄切成片狀）
0t	吞嚥訓練食品 0t	濃稠的水 需考慮均質、黏著性、凝聚力、硬度 （原則上應該是中等濃稠或濃稠都適用）
1j	吞嚥調整食 1j	凍狀、布丁狀、慕斯狀的食物 需考慮均質、黏著性、凝聚力、硬度、離水性
2-1	吞嚥調整食 2-1	泥糊狀、醬狀、攪打食等，均質、滑順， 不會沾黏、容易整理成食團， 可以用湯匙輕鬆吞下。
2-2	吞嚥調整食 2-2	泥糊狀、醬狀、攪打食等，滑順，不會沾黏、 容易整理成食團，但含有不均質的部分， 可以用湯匙輕鬆吞下。
3	吞嚥調整食 3	有形狀，很容易壓爛、容易形成食團並向後送， 在喉頭不會散開很容易嚥下。 離水性不高。
4	吞嚥調整食 4	不硬、不會四散、不會容易附著， 用筷子和湯匙可以輕易切開。

名稱	目的、特色	主食範例
吞嚥訓練食品 0j	• 評估並訓練重度患者使用 • 可以取少量直接吞，即使有殘留也很容易吸出，蛋白質含量少。	
吞嚥訓練吞品 0t	• 評估並訓練重度患者使用。 • 預設為少量飲用。有直接吞凍狀物會誤吸，或凍狀物會在口中溶解時使用。 • 蛋白質含量少。	
吞嚥調整食 1j	• 食物可以在口腔外做成食團（可以少量直接吞）。 • 食物送入的時候舌頭和上顎可以有意識地有擠壓的動作。食物表面比 0j 粗糙。	• 米湯凍、攪打粥凍等
吞嚥調整食 2-1	• 可以在口腔內簡單地作成食團（不太會殘留在喉頭和造成誤吸的食物）。	• 沒有顆粒、不沾黏的糊狀粥
吞嚥調整食 2-2	• 可以在口腔內簡單地作成食團（不太會殘留在喉頭和造成誤吸的食物）。	• 有顆粒，但柔軟、離水性和沾黏性低的粥
吞嚥調整食 3	• 用上顎和舌頭就能壓爛的食物，需要能壓爛並後送的口腔運作機能（或者是能刺激這樣的機能）。 • 可以減低誤吸危險的食物。	• 考慮過離水性的粥等
吞嚥調整食 4	• 食物使用的食材和調理方式不會造成誤吸和窒息的危險。 • 沒有牙齒也可以吃，用上下牙齦就可以壓爛，或磨爛，但很難用舌頭和上顎壓碎。	• 軟飯、稠粥

*資料來源：日本飲食吞嚥復健學會雜誌 2013 年（17 卷 3 號）255-267 頁。

必須的咀嚼能力
• 有若干後送並吞下的能力
• 有若干後送並吞下的能力
• 有若干保持食團後送並吞下的能力
• 有可以藉由下顎和舌頭的動作形成食團或保持食團的能力
• 有可以藉由下顎和舌頭的動作形成食團或保持食團的能力
• 有能用舌頭和上顎之間擠壓以上的能力
• 有能用上下牙齦擠壓以上的能力

III.台灣飲食質地製備指引與範例（草案）

衛福部國健署為了因應台灣六十五歲以上高齡者每十位就有一位有輕度以上咀嚼與吞嚥障礙的情況，在 2018 年 11 月提出了一份「台灣飲食質地製備指引與範例（草案）」，將「六大類食物」依質地分成七級，協助解決有咀嚼與吞嚥困難者進食的困擾，預計很快也會推出正式版本。

不過要注意的一點是，這些指引都只是食物質地的標準，裡面建議的食物只是範例，並不表示只能吃某些食物。一邊考慮食物的質地，一邊多方找出能符合此質地的各種食材並料理，才能攝取到完整的營養，達到由口進食的目的。

這本書中食譜部分所設計的料理，大多數是按 IDDSI 第四級的標準製作，屬泥狀食，也就是一般俗稱的糊餐。

烹調吞嚥照護食要注意哪些事？

可讓有吞嚥困難的人容易吞的食物，有四個重點要注意。

1. **易變形**：因為咽部肌肉的力量不足，所以食物通過時要能容易變形。太乾硬的食物，像硬的果凍、肉類等，都容易卡在咽部，不適合直接食用，必須花點工夫處理後才能食用。

2. **黏著性低**：海苔、薄的菜葉等，容易附著在口腔和喉嚨引起誤吸的，都必須經過處理才能食用。

3. **有凝聚力**：如果舌頭無力，無法將食物處理成適合吞嚥的狀態，進食時食物就很難聚集在一起，會散落在口腔四處。不但吞不下去，還很可能因為長期置留在口腔中成為細菌的溫床，或是在進食一段時間之後不小心掉進氣管，引起誤吸。所以食物必須調理得容易凝聚，容易成為食團，才好吞。

4. **離水性低**：吞嚥力差的人，常因為液體的流速快，在喉頭還來不及抬起時液體就跑到了氣管，發生嗆咳。水或果汁之類的飲料大家可能都知道必須小心，但有一些隱性的含水食物，如水份多的水果、凍豆腐、燉煮的蘿蔔等，這類咬了會出水的食物，甚至連明膠之類在體溫下會融化的食物，都要小心，必須處理過後才能食用。

有吞嚥困難的人喉嚨和舌頭力量不足，容易疲乏，經常只進食三十分鐘就累了。就因為能吃的時間不長，食物最好營養密度高，且容易處理成一口大小。中、重度吞嚥困難者的食物還必須要有質地平均、不會有軟有硬，並在口中容易整理成食團等等的特性。

到底一餐該吃多少？

吞嚥障礙者因為進食困難，常常吃一餐要花一兩個小時，又可能有老化或者其它的疾病問題，需要足夠的營養幫助身體復原，要怎麼安排一餐，常是家人最掛心又最困擾的一件事。

吞嚥障礙者的營養需求，可以從熱量、營養配比和營養密度三個角度著手。

世界衛生組織（WHO）對 60 歲以上高齡者維持基礎代謝的熱量建議如下：

女性：10.5 × 體重（公斤）＋ 596（Kcal）
男性：13.5 × 體重（公斤）＋ 487（Kcal）

如果有其他會造成身心壓力的因素，就要視情況再增加熱量。

至於液體的建議攝取量，對於沒有心臟問題及沒有腎臟功能不全的高齡者，水份建議量為：每天每公斤體重 30 毫升。

也就是說，以一位 80 歲，身高 150 公分、體重 48 公斤的女性，她維持基礎代謝所需要的能量就是：

一天（10.5 × 48）＋ 596 ＝ 1100 Kcal

再乘上活動量因子（1.1 ～ 1.2）

1100×1.1 ＝ 1210（Kcal）；1100×1.2 ＝ 1320（Kcal）

因此建議她一天所需要的熱量為 1210Kcal 至 1320 之間。

所需的水量則為：

48×30 ＝ 1440 ml

台灣衛福部對台灣民眾不同性別、年齡、活動量所需的熱量也有提出建議：

各性別、年齡與生活活動強度的每日熱量需求表

性別	年齡	熱量需求（大卡）[1]				身高（公分）	體重（公斤）
		活動強度[2]					
		低	稍低	適度	高		
男	19-30	1850	2150	2400	2700	170	64
	31-50	1800	2100	2400	2650	170	64
	51-70	1700	1950	2250	2500	165	60
	71+	1650	1900	2150		163	58
女	19-30	1500	1700	1950	2150	159	55
	31-50	1450	1650	1900	2100	157	54
	51-70	1400	1600	1800	2000	153	52
	71+	1300	1500	1700		150	50

＊1 以 94 ～ 97 年國民營養健康狀況變遷調查之體位資料，利用 50th 百分位身高分別計算身體質量指數
（BMI）＝ 22 時的體重，再依照不同活動強度計算熱量需求。

＊2 生活活動強度表

生活動作（時間／小時）	低	稍低	適度	高
安靜	12	10	9	9
站立	11	9	8	8
步行	1	5	6	5
快走	0	0	1	1
肌肉運動	0	0	0	1

低：靜態活動、睡覺、靜臥或悠閒地坐著看書、看電視。

稍低：站立活動、身體活動程度低，如站著說話、烹飪、開車、打電腦。

適度：身體活動程度為正常速度，例如在公車或捷運上站著、用洗衣機洗衣服、用吸塵器打掃、散步、購物……等。

高：身體活動較正常速度快或激烈，如上下樓梯、打球、騎腳踏車……等。

＊資料來源：衛福部國健署國民飲食指標手冊
＊如果有不同的熱量計算需求，可上中研院的營養資訊網計算

　　影響每個人熱量需求的因素，包括性別、年齡、身高、體重、活動量以及疾病種類，如果需要更加個人化的營養評估，可以諮詢專業營養師或醫師。此外有些慢性病人的蛋白質、水份會視疾病的嚴重程度而有因人制宜的建議量，也同樣需要專業營養師及醫師的建議。

該如何搭配出營養均衡且營養密度高的一餐？

除了熱量之外，均衡的飲食比例及高營養密度，也很重要。

蛋白質、脂肪和醣類是人體需要的三大營養素，一旦缺乏，生命就無法持續。但一餐當中這三大營養素應當如何配比才是均衡的呢？

其實這個答案會隨著年紀和個人身體狀況的不同，而有所不同。吞嚥困難者許多都是高齡者，也經常伴隨有其他的身體障礙及疾病。高齡者身體製造蛋白質的功能較差，但要維持肌肉量或修復身體最需要的是蛋白質，如果製造的速度趕不上消耗的速度，肌肉就會耗損很快，最後導致肌少症。相反地，運動時需要消耗的醣類，隨著活動量的下降，需求量也會下降。所以除非有腎臟病或者其他需要限制蛋白質的疾病，否則略微少醣、蛋白質充足的飲食反而比較適宜。

脂肪的來源也相當重要。脂肪每 1 公克可以提供約 9 大卡的熱量，比醣類和蛋白質能提供的 4 大卡要高得多，可以讓吞嚥困難者即使攝取食物較少也能得到足夠的熱量。更何況好的脂肪有很多優點：有良好的健腦作用，可以讓人思緒較集中、更為平靜樂觀，較能承受壓力、更加好睡，也能降低身體發炎的程度，更是吸收脂溶性維生素不可或缺的營養素。

既然蛋白質是維持肌肉並修復身體最重要的營養素，我們可以以蛋白質的熱量占比為主軸來思考高齡者一天的營養來源。

根據 PRO-AGE 研究小組的最新建議，一般老年人每人每天每公斤體重應攝取 1.0 ～ 1.2 公克的蛋白質，但若是有急性或慢性及病的老人可能要增加到每人每天每公斤體重攝取 1.2 ～ 1.5 公克蛋白質。[1] 也

註 1　陳亮恭，林芝安，陳德信（2015）。真逆齡：醫學實證，超越抗老的大智慧。台北：天下生活。

就是說，一位體重 48 公斤的人，每天的蛋白質需求量可能是 48 至 72 公克。

但蛋白質量≠肉的重量，不同的肉類和部位所含的蛋白質量並不相同，例如豬的五花肉因為含油脂，所以蛋白質的含量較低，只有 14.5％，但豬的大里肌蛋白質含量就有 22％。不過我們還是可以用平均值 20％來換算，也就是說，如果一天需要 72 公克的蛋白質，那麼：

72g÷20％ = 360g　一天需要的肉量就是 360 公克

一位 80 歲，身高 150 公分、體重 48 公斤的女性，經建議評估後，若一天熱量的需求是 1265 Kcal，而考量復健及活動需要有肌肉支撐，蛋白質需要量較高，定為每公斤 1.5 公克，那麼所需蛋白質總量即為 72 公克。若三大營養素參考衛福部國健署建議比例調整，分配到各類食物，則份數約如下：

食物	份數	營養素			
		蛋白質 (g)	脂肪 (g)	醣類 (g)	熱量 (Kcal)
豆魚蛋肉奶類（低脂）	8	56	24		440
油脂與堅果種子類	5		25		225
全穀雜糧類	6	12		90	408
蔬菜類	3	3		15	72
水果類	2			30	120
總計		71	49	105	1265

也就是三大營養素的熱量占比為：

脂肪 18%　蛋白質 35%　醣類 47%

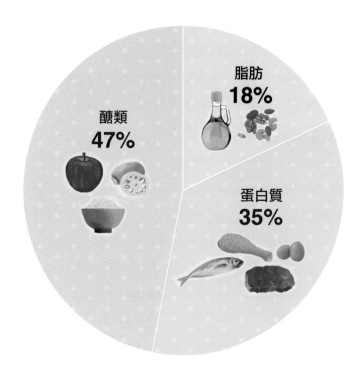

醣類
全穀雜糧、蔬菜、水果
ex.稠粥2碗 山藥120g 蔬菜300g 蘋果1顆／香蕉1根

脂肪
油脂、堅果
ex.橄欖油30ml=2大匙

蛋白質
豆、魚、蛋、肉、奶
ex.去骨雞腿肉300g

代換成本書食譜中常用的食材，一天 1265kcal 的份量則需要：

- 去骨雞腿排（帶皮）200 公克重 1.5 片（含蛋白質 56 公克、脂肪 24 公克）
- 苦茶油／橄欖油 30ml
- 山藥 120 公克＋稠粥 2 碗
- 蔬菜 300 公克
- 水果 中型蘋果 1 顆／中型香蕉 1 根

　　也就是說，一個 80 歲、身高 150 公分、體重 48 公斤、活動量因子 1.2 的女性；一天需要 1.5 片的帶皮雞腿排＋ 120 公克的山藥或其他根莖類，2 碗稠粥，並補充少量水果＋ 2 大匙共 30ml 的油脂＋ 300 公克的蔬菜、菇類、藻類，少量水果，就能提供人體所需的三大營養素。

　　只要對該吃多少有視覺上的印象，就很容易根據這比例代換食材，如雞肉換成蛋、魚、豬等。

　　蛋白質和醣類的攝取量，可以視情況調整，例如若最近有出現感冒或感染的情形，可再適量增加豆魚蛋肉奶類的攝取量；如果活動量更低或血糖升高，醣類也可以略微減少，這時只要去掉或更減少粥類，就可以降低醣類的攝取量。如是重度失能的臥床者，腸胃容易脹氣，豆、奶類的蛋白質含量，也可以完全由肉、魚、蛋類來取代。

　　根據這個原則，就很容易視個別情況調整運用。

＊台灣衛福部國健署也曾為 65 歲以上活動量正常的銀髮族提出一份六大類食物的飲食建議，詳細內容請見國健署的老年期營養單張或《老年期營養手冊》。

＊如果想確知自己所使用食材的營養含量，可以上衛福部食藥署的食品營養成分資料庫查詢。

要怎麼知道是不是吃得夠營養了？

有吞嚥障礙的人因為進食困難，易導致吃的量不夠，或營養失衡。要知道是不是吃得夠營養，確認標準體重、計算 BMI 和觀察體重變動的情況，都可以做為幫助了解的參考。

- 世界衛生組織對標準體重的建議如下：

    男性：（身高 cm － 80）×70％＝標準體重

    女性：（身高 cm － 70）×60％＝標準體重

所以，一位 80 歲，身高 150 公分的女性，她的標準體重應該是：（150-70）×60％ ＝ 48 公斤（正負 10％都算在正常範圍內）

- BMI（kg/m^2）的計算方式如下：

    BMI ＝體重 kg／（身高 m× 身高 m）

    若：

BMI	不滿 18.5	18.5～25	25 以上
	低營養	正常	肥胖

- 體重變動率

    體重變動率＝（平常體重 kg －現在體重 kg）／平常體重 ×100％

    如果出現以下體重減輕的情況，就需要格外注意：

5%以上	7.5%以上	10%以上
1 個月	3 個月	6 個月

許多醫療院所都有可連輪椅一起秤重的體重機，不妨在住院附近或常去看診的醫院尋找看看。

如果真的秤體重有困難，也可以利用測量小腿圍的方式，用雙手拇指和食指圍繞住小腿最粗的地方，如果縫隙看起來愈來愈大，就是肌肉逐漸在流失。

一般 BMI 介於 18 到 20 之間的 65 歲以上高齡者，女性小腿圍標準在 31 公分，男性在 33 公分。

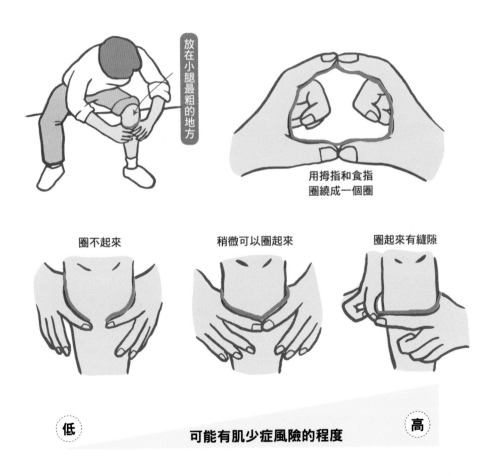

放在小腿最粗的地方

用拇指和食指圈繞成一個圈

圈不起來　　　　　稍微可以圈起來　　　　　圈起來有縫隙

低　　　　　可能有肌少症風險的程度　　　　　高

常遇到的營養問題有哪些？如何補充或調整？

　　臥床的吞嚥障礙者或高齡者時常有熱量不足、肌肉流失、肌力不足、貧血、免疫力低、便秘、易脹氣等身體狀況，可以從改善營養著手。

1. **體重下降**：進食量攝取過少常讓吞嚥障礙者的熱量不足，導致體重快速下降。除了攝取足夠的蛋白質外，適量增加健康的好油，如橄欖油、苦茶油、草飼奶油、酪梨，可以快速補充熱量。

2. **肌肉流失且無力**：可能是缺乏蛋白質及維生素 D、B，可以補充深綠色的蔬菜、花椰菜、香蕉、肝臟、青花魚、鮭魚、蛋黃等。

3. **貧血**：可能是缺乏維生素 B_{12}、葉酸、鐵質等。可以多吃肝臟、牛肉、深綠色蔬菜、木瓜、番茄等食物。

4. **免疫力低、易感染**：除蛋白質外，也可能是缺乏維生素 B_6、D，可以多吃肝臟、青花魚、深綠色蔬菜、番茄、花椰菜、香菜等。

5. **便秘、排便不順**：缺乏纖維及水份易便秘，可適量增加新鮮葉菜類蔬菜等較軟的非水溶性纖維，及木耳等水溶性纖維，並增加水量。

6. **脹氣**：避免豆類、地瓜等易脹氣食物，以及牛蒡等纖維較粗硬不易消化的蔬菜。

怎樣能引起食慾？

料理，好吃最重要。

有一些吞嚥障礙者，尤其是高齡者，常會表達自己不想吃。但不想吃有時不是因為食物不容易吞，而是覺得食物不好吃。

成年人和小孩子不一樣，總有自己的美食記憶。如果純粹為了營養進食，把一堆食材絞在一起，卻不符合食材搭配的原則，吃不出食物的原味和美味，真的會讓人覺得不吃也罷。

所以提供給吞嚥障礙者的食物，也該是一份正正式式，看起來色、香、味俱全的料理。不勉強復原食物的形狀，多在擺盤和滋味上下工夫以引起食慾，是更合理的做法。

西式濃湯的盛裝法，就是不錯的形式。選擇各種漂亮的器皿，再淋上相配的醬汁，或擺上一些小裝飾，可以為日常料理增添一些豪華感。甚至可以配合出餐寫菜牌，告知料理的名字，都能提升對料理的期待。

對有失智現象的人，增加盛裝器皿和碗中食物顏色的對比，可以幫助提高碗中有盛裝食物的認知。如果咀嚼和吞嚥功能尚可，還可以加入少許可用舌頭和牙齦就能擠碎的固體食物（食塊尺寸參見第 25 頁），利用不同的口感，幫助刺激進食。

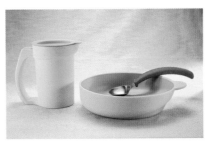

• 市售失智症患者使用的餐具，以鮮豔的顏色增加與食物顏色的對比。

排除可能讓吞嚥障礙者不想吃的原因

吞嚥障礙者，尤其是高齡的吞嚥障礙者，也常伴隨些生活上的失能，有時一些生理上的原因會導致他們不想吃，卻又無法表達。而這些原因可能是我們一般人難以想像的，如果本來吃得很正常，卻突然不想吃，我們可以從幾個角度嘗試找出原因，幫助他們重新恢復進食。

1. **藥物影響**：有些藥物可能引起噁心、食欲不振，可與醫師討論是否換藥。

2. **口腔及牙齒問題**：口腔是否有破洞？牙齦萎縮造成冷熱刺激不舒服？牙齒鬆動覺得不安？可以嘗試進行口腔護理及改變食物溫度。

3. **唾液分泌減少**：可能進食時食團太乾、不好吞，可以嘗試改變食物的濃稠度，讓水份含量在可接受範圍內再提高一些。

4. **吞嚥力下降**：如果進食時，常會有清鼻涕從鼻腔內流出，有可能是吞嚥力下降，可以加強吞嚥復健或嘗試讓食物再濃稠滑順一些，利用食物重力幫助吞嚥。

5. **消化力下降**：活動力差會使胃腸蠕動變慢、也易脹氣，這都會讓人有吃了不消化的感覺，因此不想吃。除了增加每日活動量外，飲食上可以嘗試用一些較柔軟易消化的食物如蛋、雞、魚等，幫助改善。

6. **食物不好吃**：高齡者因為嗅覺味覺退化可能會覺得食物沒有味道，可以嘗試加重調味、做漂亮的擺盤，或在進食前言語說明，引起食欲。

7. **視力問題**：有些高齡者會有視力問題，看不清眼前的食物會令他們缺乏安全感，不想進食，如果可能，可以嘗試調整視力，或是增加食物與餐盤顏色的對比。

8. **擺位問題**：若是擺位方式不佳，如靠背過於後傾，進食者彎腰駝背，或缺乏支撐進食時不好施力，都可能讓進食者覺得吃飯太辛苦，進而拒絕進食。可以多方觀察，調整姿勢，或諮詢職能治療師協助，讓進食更輕鬆（參見第 51 頁）。

如何幫助吞嚥障礙者自行進食？

　　能夠自行進食、與家人一同進食，會讓需要被照護的人覺得自己有尊嚴、被接受。只是大部分的吞嚥障礙者也可能有一些肢體障礙的情況，此時，可以使用特別設計過的餐具來幫助他們自行進食。

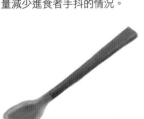

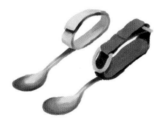

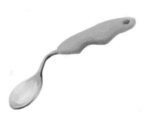

● 胖的握把，比較容易握，有些款式可以內塞砝碼，用重量減少進食者手抖的情況。

● 肌力弱，或抓握有困難的人，可使用魔鬼沾協助將湯匙固定在手上。

● 可自行彎折的湯匙能依進食的角度自由調整。

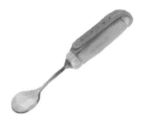

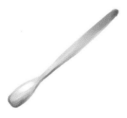

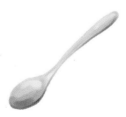

● 如果是咬合反射強的人，選擇矽膠材質較不易割傷嘴巴。

● 如果是嘴巴閉不太起來的人，選擇小而平扁的湯匙，或許可以讓他有意識地練習閉上口唇。

● 如果要吃大口一點才能刺激吞嚥的人，就需要選擇深形的湯匙。

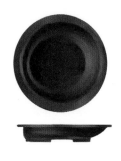

• 盤底有傾斜角度可集中菜餚。餐盤搭配止滑功能，使用者較容易自行舀取食物。

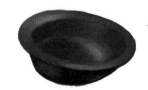

• 盤緣不要太高，可以讓人清楚看見裡面的料理。

怎樣的姿勢進食才安全 1：身體擺位

無論是坐在輪椅或坐在電動床上進食，最正確的姿勢是讓頭部與身體維持在中線的位置，也就是要坐正 90 度的位置。坐正進食時，重力可以幫助食團快速通過咽部。躺下或後傾進食則會減緩食團通過咽部的速度，也會讓食團容易附著在後咽壁，導致嗆咳的風險。此外，坐正進食也可以減少胃酸逆流的情形，避免食團從食道逆流上來，容易進入喉部造成誤吸。

如果是坐在輪椅上進食，最好不使用踏腳板，腳直接踩在地上會比較穩。如果腳構不到地，可以用瑜伽磚或塞了廢紙的厚重紙箱墊在腳下。如果身體會左右搖晃，可以在身體與輪椅扶手之間塞進枕頭或毛巾，讓身體穩定（如圖 A）。

輪椅最好選扶手可後掀式的。有些輪椅的扶手無法後掀，無法接近餐桌，則可以用餐桌板在輪椅上進食。

若是坐在電動床上進食，最重要的就是靠背不要後傾，如果因為身體張力或僵硬無法坐正 90 度，那麼靠背至少也要在 60 度以上，並在頭部後方放靠枕，讓頭部與地面能垂直保持 90 度（如圖 B）。

由於個人的情況不同，如何身體擺位及利用輔具協助進食，可諮詢職能治療師請求協助。

正確的輪椅進食姿勢

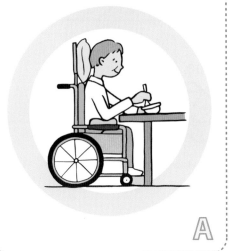

A

錯誤的輪椅進食姿勢

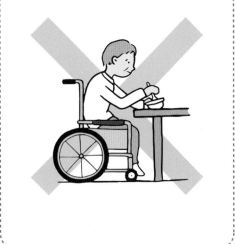

正確的電動床進食姿勢

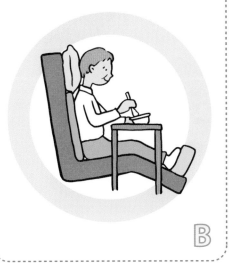

B

錯誤的電動床進食姿勢

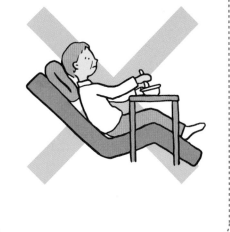

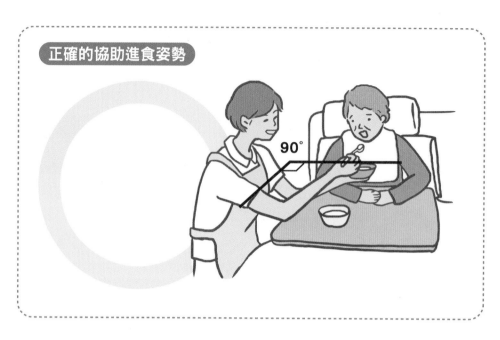

正確的協助進食姿勢

90°

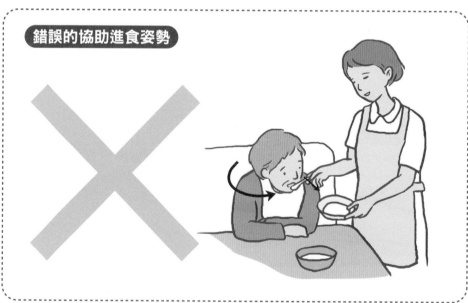

錯誤的協助進食姿勢

怎樣的姿勢進食才安全 2：頭部擺位

　　正確的頭部擺位可以避免誤吸，甚至幫助進食，可以在語言治療師的協助下，找到適合個別吞嚥障礙者需求的頭部擺位姿勢。

1. **低頭的姿勢**：吞嚥速度較慢且咽部肌肉無力的病人，進食時應盡量用低頭的姿勢進食，低頭吞嚥可以縮小呼吸道的入口，避免有誤吸現象。

2. **頭部傾斜的姿勢**：若是有單側口腔或咽部受損的吞嚥困難病人，可以將頭傾向健側（較強壯的一側），利用重力讓食物移到肌肉控制能力較好的那一側。

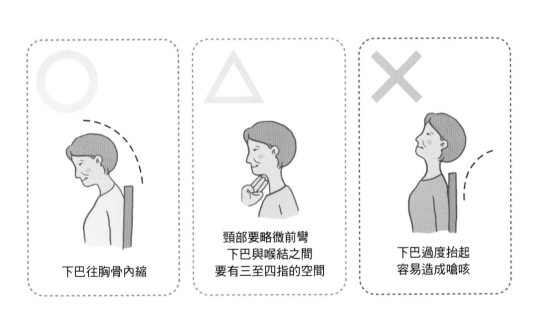

○ 下巴往胸骨內縮

△ 頸部要略微前彎 下巴與喉結之間 要有三至四指的空間

✕ 下巴過度抬起 容易造成嗆咳

進食前可以先進行這些準備

· 進食前可以先按摩面部肌肉，幫助吞嚥障礙者放鬆，準備進行吞嚥。

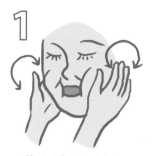 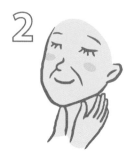 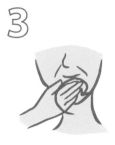

雙手手掌輕撫雙頰，
輕輕畫圓。

輕輕按摩僵硬的頸部肌肉，
幫助放鬆。

輕壓並畫圓按嘴唇與
下巴之間的部位。

· 吞嚥反射較差的人，可以先以
冰棒刺激前咽門弓，引發吞嚥
反應（需經語言治療師指導）。

· 如果是可以自行進食的人，可
以在進食前先進行「中華民國
語言治療師公會全國聯合會」
推行的「呷百二吞嚥健康操」，
為自行進食並吞嚥進行暖身。

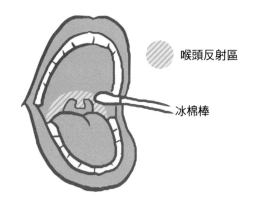

喉頭反射區

冰棉棒

　　網站上有詳細影音可以依循操作，網址如下：

國語版　　台語版

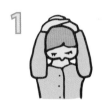
1

雙手抱頭看肚子，維持
5秒鐘，連續做2次。

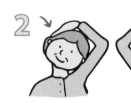
2

右手壓住左耳，輕輕把頭壓
向右邊的肩膀，維持5秒
鐘。換邊，再做1次。

3

聳肩，提高肩膀，維持5秒
鐘，連續做2次。

4

雙肩提起，向前轉1圈、再
向後轉1圈，連續做2次。

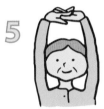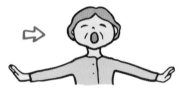
5

雙手向外十指交叉，舉高畫圈再放下，放下
的同時嘴巴張開，打個哈欠。

6

嘴角向兩側拉開，拉得愈開愈
好，維持5秒鐘，連續做2次。

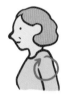
7

臉頰內縮，嘴巴嘟高，發出啵
的一聲後放鬆，連續做5次。

8

把舌頭往前伸，伸得愈長愈
好，連續做2次。

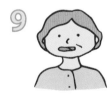
9

舌頭往嘴角左右移動，來
回5次，連續做2回。

10

把臉頰鼓起來，鼓得愈大愈好，
維持5秒鐘，連續做2次。

11

假裝大口嚼東西，然後嘴巴
閉起來，把口水用力吞下
去。連續做2次。

進食時要注意的事項

進食前：

1. **先讓進食者看清楚料理**：如果能再說明是什麼料理更好。
2. **食物入口前要先確認溫度**：如果是由他人餵食，在將食物送入口中前，一定要先確認溫度避免燙傷。
3. **確認食物的濃稠度和黏度**：太稀的食物容易嗆，太黏的食物容噎到，一定要仔細確認是合適的濃稠度。
4. **確認沒有攪打時遺漏的菜渣或小骨刺**：細小的殘渣進食者自己不容易看到，要由照顧進食的人多加留意。
5. **較稀的食物要用湯匙給予**：當需要給予較稀的食物或液體時，可以使用湯匙。如果用杯子或用碗喝，容易因為太大口而導致嗆咳。

進食中：

1. **一口量不可太大**：每一口進食的量不可太大口，避免因舌頭肌肉控制不佳而嗆咳。
2. **用餐環境要安靜**：應該讓進食者有安靜的用餐環境，不要跟病人聊天，也不要讓病人看電視或滑手機，以免因不專心而導致嗆咳。
3. **注意進食者是否清醒**：應該在進食者清醒的時候才開始進食，若是在想睡覺時進食，容易因為口中含著食物不吞而引發嗆咳。
4. **每口都要確認有吞下**：可以用眼睛看喉頭有沒有上下移動。如果用眼睛看不清楚，可以把手指放在喉頭上方，確認喉頭有沒有向上移動。也要確認口腔內還有沒有殘餘的食物。

5. **控制飲食速度**：要一口吞完再吃下一口，避免嗆咳。

6. **吞兩次**：吞嚥進去的食物有時容易殘留在喉頭，造成誤吸。如果進食時或用餐完畢後喉頭有混濁類似痰音的聲音，就很可能有食物殘留在喉頭，應該再空吞一次，把喉頭的食物清乾淨，避免嗆咳。

7. **清喉嚨**：每吞嚥三到五次可清一清喉嚨，將殘留在喉頭的食物清乾淨再吞一次，以避免食物殘留造成吸入。

8. **注意殘留在側邊口腔的食物**：若臉頰無力的人，食物很容易殘留在臉頰側邊的齒槽溝，可以自己或由他人協助輕觸臉頰給予壓力，讓食物回到口中再吞下。

可幫助進食的技巧

1. **用湯匙輕壓舌面**：舌面是感覺集中的區域，餵食時，如果用湯匙輕輕觸壓舌面，可以幫助進食者閉上嘴巴，並幫助感知食物進入口中，同時再把湯匙斜斜地往 45 度角的方向抽出，就能順利餵食。

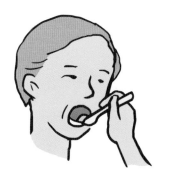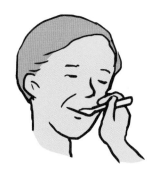

用湯匙輕輕觸壓舌面，可以幫助進食者閉上嘴巴，同時再把湯匙斜斜地往 45 度角的方向抽出，就能順利餵食。

2. **專心吞嚥**：可以口語提醒進食者「用力吞」，幫助進食者有意識地抬起喉頭並吞嚥，比較不容易引起嗆咳，

3. **利用溫度刺激吞嚥**：比體溫冷或熱的食物，送入口中都較常溫的食物更容易刺激吞嚥反射。一般溫度控制在體溫正負 20 度之內就能達到效果。

4. **交互吞**：如果喉頭容易有殘留，在確認進食者有能力的情況下，可以讓好吞的食物和不好吞的食物交互吞。濃稠的銀耳糊和粥凍（見137 頁），都可以當作用餐結束時清喉頭的食物。

進食後口腔可以這樣清潔

每次進食後，口腔都必須好好清潔。上顎、舌面、智齒後方，都是進食後很容易殘留食物的地方。吞嚥障礙者很少會經口喝水，所以缺少藉著喝水沖洗口腔的機會，口腔不清潔很容易滋生細菌，結果就會導致吸入性肺炎或唾腺炎等。下圖是一些常用的清潔方法，記得清潔方向一定是從內往外，動作要輕柔，也要避免這些殘渣遭誤吸。

紗布擦拭法

紗布沾濕，展開後包捲在兩隻手指上，將沾在牙齒、舌面、上顎上的食物殘渣從內往外擦拭。

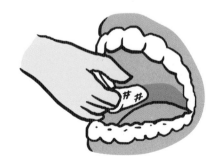

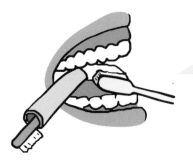

嘴巴張不太開的人的口腔照護法

可以剪下約十公分長的厚橡膠軟管套在牙刷柄上，讓被照顧者咬住，保持嘴巴張開，就可以避免照顧者的手指被咬。被照顧者也不用一直用力要把嘴張開，同樣也能減輕負擔。

海綿牙刷清潔法

海綿牙刷沾鹽水或不含酒精的漱口水，瀝乾水份後，按照圖片線條的指示，從內向外，從嘴角向中間，清理食物殘渣。

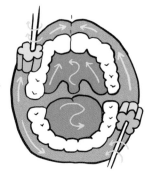

牙刷清潔法

海綿牙刷雖然能清除口腔念珠菌，但無法有效抑制牙菌斑，所以，如果能夠用牙刷清潔，還是盡量用牙刷清潔。可以選用刷毛較軟、頭較小的牙刷，以及不起泡的牙膏，裡外上下都刷乾淨。也可以每三個月去設有特殊需求者牙科的醫療院所洗牙一次。

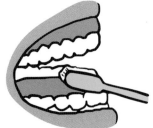

空針沖水清潔法

可以讓被照顧者略微低頭，用 10ml 或 20ml 的空針吸取溫開水，從嘴角沿牙床外噴水，沖洗智齒後方口腔的凹槽。
注意不要讓沖洗後的水流入咽喉。可以前傾讓水流出，或用兒童抽痰機，把口腔裡的水吸出來。

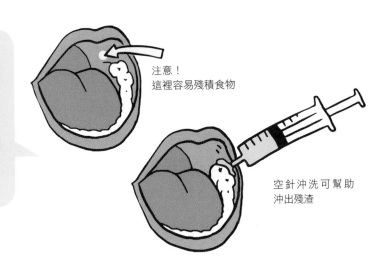

注意！
這裡容易殘積食物

空針沖洗可幫助沖出殘渣

注意進食三十分鐘後的嗆咳

吞嚥障礙者在進食完畢後經常還會有食物殘留在喉頭，所以即使進食完畢三十分鐘後還是可能發生嗆咳，要盡量幫助他們把最後一口吞乾淨，或是在發生嗆咳時把食物咳出來再吞下去。

用餐完畢後不要立刻躺下

高齡或長期臥床的人很容易有胃食道逆流的狀況，也很容易因為胃食道逆流引起吸入性肺炎。所以進食後最好不要立刻躺下，也盡量不要在飯後兩小時之內壓迫到腹部。此外，如果有便秘的情況，也很可能從下方頂到胃，引起胃食道逆流，只要改善便祕，逆流的情況就可能改善。

辨認吸入性肺炎的徵兆

以下這三種情況都可能導致吸入性肺炎。

1. 吞嚥時有誤吸現象，包含吞口水時誤吸到肺部。

2. 吞嚥完口中仍殘留食物導致誤吸。

3. 食物因胃食道逆流而誤吸入肺部。

吸入性肺炎的症狀包括：呼吸短且心跳急促、急性意識混亂、感染，有些人會有低溫發燒及咳嗽時痰變多的症狀，也有些人會有嗜睡的情形。胸腔 X 光檢查會呈現肺部浸潤。

Part I

準備篇

需要準備的工具

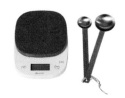

食物電子秤、量匙

計算食材份量

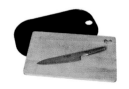

刀、砧板

切碎食材用,砧板需要兩個,
一個切肉、一個切菜

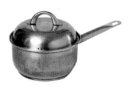

單柄鍋

烹調食材用

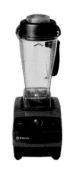

食物調理機

將料理好的食物攪打成泥狀使用

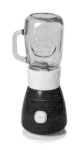

小果汁機

少量攪打水果等使用

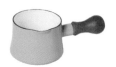

小醬汁鍋

加熱料理使用

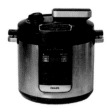

電子壓力鍋

熬煮銀耳

＊也可以用一般壓力鍋取代

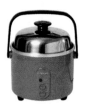

小電鍋

蒸山藥或其他根莖類

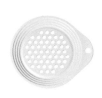

磨泥器

食材磨泥使用

需要預先準備好的食材 ❶

｛銀耳糊｝

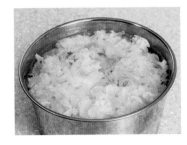

STEP 1 泡發	

①取 95 公克乾燥銀耳，冷水沖洗，去除表面灰塵及雜質。

②加乾淨清水至蓋過，泡水10 分鐘，將水倒掉。

③再換乾淨清水，泡 4 至 6 小時。泡發期間需再換 2 至 3 次水。

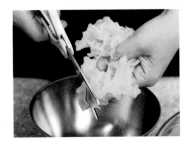

STEP 2 去除蒂頭	

泡發好的銀耳，用乾淨的食物剪刀去除較硬部位的蒂頭。

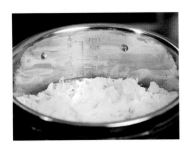

STEP 3 烹煮	

①將泡發好且清理乾淨的銀耳倒入電子壓力鍋，加水至銀耳高度的八分滿（水量約 1800ml）。

②壓力鍋定時 45 分鐘，待煮好、蒸氣洩盡，開鍋檢查，若尚未大量出膠，略微翻動再煮 10 分鐘。

STEP 4 完成

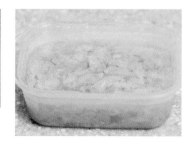

煮好的銀耳糊，銀耳必須已不成形，且沒有多少水份，才算完成。

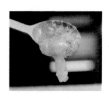

＊滴落時大約是這個垂度。

STEP 5 冷凍保存

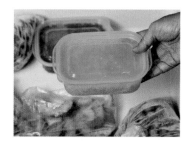

待銀耳糊稍涼後，分裝小盒，置入冷凍保存盒中，放入冷凍庫冷凍保存。

＊因為液體結凍後體積會膨脹，所以只能裝到冷凍保存盒的八分滿，以免保存盒爆開。

STEP 6 解凍

料理吞嚥照護食前必須先解凍。右側三種方式都可以解凍。

①使用前取出置於室溫下解凍一小時。
②使用前一夜自冷凍室取出，放進冷藏室解凍一整夜。
③以微波爐解凍模式解凍。

變化版

如果想再多為長輩額外增添一些營養，或者料理不同的食物時增加風味，也可以在煮銀耳糊時加入不同的食材調味。

- 蓮子紅棗銀耳：新鮮蓮子 300 公克、乾紅棗 15 顆，煮銀耳糊時一同加入燉煮（水量調整至 2000ml，紅棗的籽可以先剖半去除，煮好後大塊的紅棗皮必須挑掉）。

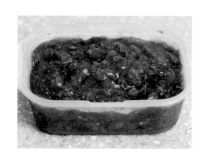

需要預先準備好的食材 ❷

{ 蒸山藥 }

<table>
<tr>
<td>STEP
1
去皮切塊</td>
<td>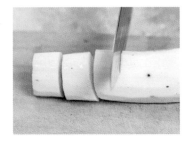</td>
<td>山藥去皮，切成約 1.5 公分一塊的大小。</td>
</tr>
<tr>
<td>STEP
2
上鍋蒸熟</td>
<td>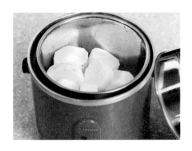</td>
<td>約蒸 30 分鐘。至筷子可穿透的程度。</td>
</tr>
</table>

＊山藥以日本種山藥為佳，但台灣山藥也可以使用。只有人
　蔘山藥較為黏稠，不好吞，使用時必須斟酌減量。

變化版

並不一定所有的料理都一定要使用山藥，配合不同料理，有時也可以使用南瓜、胡蘿蔔、花椰菜、芋頭、馬鈴薯等。

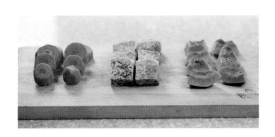

需要預先準備好的食材 ❸

　　雖然這本食譜中絕大部分的料理都是 100％使用純天然食材，但為了有吞嚥困難的人補充水份的需求，不得已的狀況下，在製作一些水份較多的水果或湯汁等料理時，還是會用到增稠劑。不同的增稠劑各有優缺點，可以視長輩的吞嚥能力，配合不同的需求使用。但除了寒天、明膠以外的增稠劑不管怎麼說都不是天然食物，盡量不要太依賴那些東西，找到能以天然食物完成的方法較好。

｛增稠劑｝

名稱	使用方式	作用	適用溫度	凝結溫度	成分	注意事項
明膠	需要事先浸水	增稠或塑型	加熱至 50℃至 80℃可溶解，25℃以下可以凝結 ＊若加熱超過 90℃，明膠成分會被破壞，反而無法凝結	25℃以上會溶解，意即在室溫下，或殘留在喉頭上時會溶解	動物膠	重度吞嚥障礙者可能不適用
寒天	直接使用	增稠或塑型	約 90℃可以溶解，40℃以下可凝結	室溫下不溶解，但質地較硬，有不易變形的缺點，可能卡喉頭	海藻膠	重度吞嚥障礙者可能不適用

名稱	使用方式	作用	適用溫度	凝結溫度	成分	注意事項
快凝寶		增稠	室溫	室溫下不溶解	麥芽糊精、玉米糖膠氯化鉀等	
吞樂美		增稠	建議在40℃以下使用較不易結塊	室溫下不溶解	糊精、玉米糖膠、關華豆膠、乳酸鈣等	
紐萃S		增稠	任何溫度皆可使用	室溫下不溶解	糊精、增黏多醣、pH調整劑等	
紐萃G	直接使用	塑型	需要先加熱到85℃以上溶化後，再冷卻至40℃以下才可凝結	60℃以下不溶解（熱食待凝結後可再加溫至60℃以下）	糊精、增黏多醣、pH調整劑等	
紐萃U		澱粉類食物塑型	70℃即可凝結	70℃以下不溶解	糊精、增黏多醣、澱粉酵素等	
食倍樂		澱粉類及一般食物塑型	70℃即可凝結	70℃以下不溶解	糊精、結蘭膠、增黏多醣、氯化鈉、澱粉酵素等	

＊每一種增稠劑都有各自適合使用的方式和食材，例如有些必須加熱、有些加熱反而會變稀薄、有些無法使用在牛奶及酸性的果汁中，有些則沒有特別的使用限制。使用前請務必詳加閱讀使用說明。

基本烹調法 ❶

{ 液狀食物 }

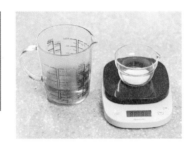

①測量液體食材 ml 數。
②增稠粉末按各廠牌使用說
　明上的規定量秤好克數。

STEP 1 計量

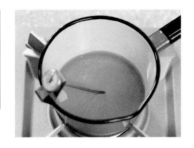

①按料理用途不同，選用不
　同的增稠劑。
②有些需要加熱才能增稠或
　塑型，有些則各種溫度都
　可使用。

STEP 2 加熱、攪拌

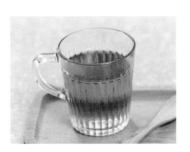

倒入容器中等待冷卻。

STEP 3 成型

基本烹調法 ❷

{ 糊狀食物 }

STEP

1

秤重

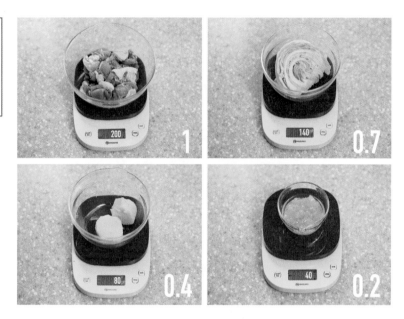

基本食材先分別一一秤重。食材比例盡量正確，做出來的吞嚥食濃稠度會比較穩定，且滑順好吞。

＊食材比例舉例：
　200g 蛋白質（生重）＋ 140g 蔬菜（生重）＋ 80g 根莖類（熟重）＋ 40g 銀耳糊（熟重）
　　　1　　　　　：　　　0.7　　　　　：　　　0.4　　　　　：　　　0.2

<table>
<tr>
<td>

STEP
2
洗淨、
去骨去刺

</td>
<td>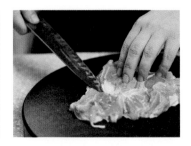</td>
<td>

無論是魚或肉，都要把所有的骨、刺去除。

＊即使購買的是已去好骨、刺的食材，也很可能在眼睛看不到的地方有骨、刺，一定要把表面全部摸一遍，確定安全。

</td>
</tr>
<tr>
<td>

STEP
3
切丁

</td>
<td>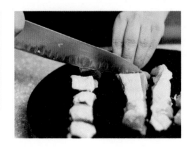</td>
<td>

魚、肉都事先切大丁。蔬菜事先切碎。

＊切丁可以縮短烹調時間，既能保留養份，也容易攪打。若食物調理機的馬力較弱，切丁就要切小一些。

</td>
</tr>
<tr>
<td>

STEP
4
爆香

</td>
<td>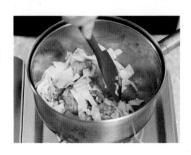</td>
<td>

配合不同的料理選擇不同的用油及辛香料，事先以小火爆香。

＊高齡者的味覺、嗅覺都較退化，足夠的辛香料能勾起食慾，又能攝取植化素。可以在這裡多花些心思變化。

</td>
</tr>
<tr>
<td>

STEP
5
拌炒、加鹽

</td>
<td>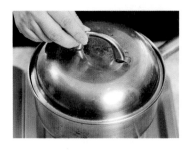</td>
<td>

倒入蔬菜、魚或肉類拌炒，全部約略翻炒過，加入適量鹽後，即可蓋鍋蓋，小火燜熟。

＊火不要太旺，以免破壞食物營養，小火低溫燜熟即可。

</td>
</tr>
</table>

<table>
<tr>
<td>
STEP
6
倒入
食物調理機
</td>
<td>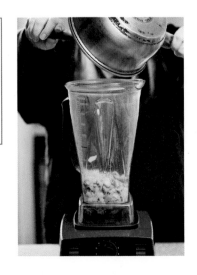</td>
<td>

待食物稍涼後，連加熱時流
出的湯汁，一同倒入食物調
理機。

＊倒入食物時，如果有小塊食物沾到調
　理機杯壁，用刮刀盡量推到杯底。

</td>
</tr>
<tr>
<td>
STEP
7
加入
山藥、銀耳
</td>
<td>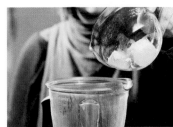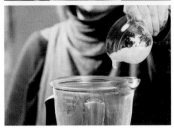</td>
<td>

①按份量加入蒸好的山藥。
②按份量加入銀耳糊。

</td>
</tr>
</table>

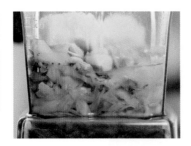

<table>
<tr><td>STEP
8
確認湯汁量</td></tr>
</table>

①食物及食物因加熱流出的湯汁倒入調理機後,要注意食物調理機內的水量,不可超過食物量高度的一半,或比一半再少一些。攪打時如果真有不足,可以另外加入高湯或熱水。

②水量很重要,湯汁太少,調理機打不動;太多,打出來食物可能太水,不夠濃稠,吃起來沒有口感,也不好吞。

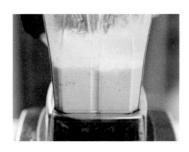

<table>
<tr><td>STEP
9
攪打</td></tr>
</table>

一開始先以慢速攪打,再慢慢往上加速。

＊因為吞嚥照護食的水量較少,攪打需要較大的馬力,最好先慢速打,如果機器馬力不夠,感覺打不動,可再酌量加高湯或水。

＊食物調理機盡量選擇等級好一些的,打起來效率比較高,食物也比較均質。基本上售價在 6000 元以上等級、功率 800 瓦以上的,可能都可以使用。轉速最好選旋鈕式可以微調的,攪打起來比較方便。杯體則要注意選能耐熱、不含雙酚 A,且要有開孔讓熱蒸氣可以逸出。

<table>
<tr>
<td>

STEP
10
一邊倒入保
存容器，一
邊確認濃度

</td>
<td>

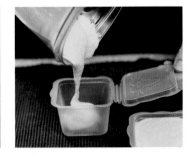

</td>
<td>

將成品倒入保存容器時，可以根據食物的流速，及倒入時表面波紋的高度，確認吞濃稠度是否適合。

</td>
</tr>
</table>

*廣泛攝取不同的食材，對健康較好，可是若食材不同，就很難做到每一份吞嚥食的濃稠度都完全一樣。不過，即使是吞嚥有困難的人，吞嚥能力還是能夠有一個範圍，所以只要濃稠度差異不是太大，就可以接受（參見74頁）。

<table>
<tr>
<td>

STEP
11
冷凍保存

</td>
<td>

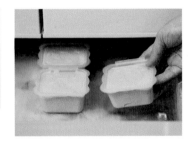

</td>
<td>

料理好的吞嚥照護食可以按每餐需要的量倒入保存盒中冷凍保存，食用時取出一次食用的份量解凍加熱即可。

</td>
</tr>
</table>

*液體冷凍後會膨脹，所以容器不要裝太滿，以免溢出。

*冷凍保存的食物，建議最多保存三週，可以在保存容器上記下料理名稱及日期，方便管理。

*盡量不要和生食冷凍在一起，以避免食物交叉污染。

如何確認吞嚥照護食的濃稠度是否符合標準？

攪打好的吞嚥照護食倒
入容器時要仔細觀察，從食
物堆疊形成的螺狀紋高度及
數量，就可以檢測是否適合
吞嚥障礙者食用。

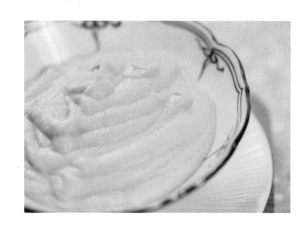

每一位吞嚥障礙者都有
自己適合吃的食物濃稠度，
記下這個形狀，下次製作時
只要能做出差不多的濃稠度就可以。

即使是有吞嚥障礙的人，但就像一般人一樣，每個人可接受的食
物濃稠度仍然有一個範圍。攪打的天然食物，多少會因為食材含水量
或調理的過程不同，造成製作出來的食物濃稠度略有差異，但只要是
在吞嚥障礙者可以安全吞嚥的範圍內，都可以接受。不一定要每一份
食物的濃稠度都做到一模一樣，那樣壓力太大了。萬一不小心調理得
太稀，只需要再加一點山藥或銀耳糊再攪打一次。反之，若是調理得
太乾，略加一些水或高湯攪拌均勻即可。說到底，隨著病程進展、體
力改變、天候變化，每天的吞嚥能力也都可能有些微改變，調整食物
濃稠度本來就是必須的事。

如果本來吃得很順利，卻突然出現嗆咳或不好吞的情況，就要考
慮調整食物質地，並再次請語言治療師評估。

解凍供食方法

<table>
<tr>
<td>

STEP

1

置於冰箱
冷藏室或用
微波爐解凍

</td>
<td>

①**冷藏室解凍**：前一晚先將第二天要吃的份量自冷凍庫取
出，放在冷藏室內解凍一整晚。

②**微波爐解凍**：食用前自冷凍庫內取出，視食物份量大小，
用微波爐的解凍功能解凍。

</td>
</tr>
<tr>
<td>

STEP

2

加熱

</td>
<td>

①**瓦斯爐加熱**：解凍後的料理，倒
入小鍋，邊攪拌，邊以小火加熱
至適口溫度即可供食。

②**微波爐加熱**：150ml 解凍後的料
理，倒入瓷碗中，以 600W 加熱
40 秒，攪拌均勻即可供食。

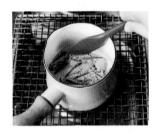

</td>
</tr>
</table>

＊解凍過的食物不可再度冷凍，以免影響品質及風味。

食物退冰後的濃稠度

一份夠濃稠的吞嚥照護食，應該退
冰後也不離水，或即使離水，也只
有一點點，加熱攪拌後能立即被食
物吸收才是。

能達到這種濃稠度的照護食，退冰
後從盒子裡倒出來也不會崩解。

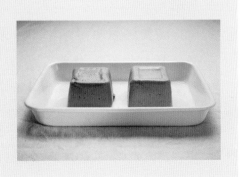

料理吞嚥照護食的訣竅

照顧吞嚥障礙者花費最多時間的事，就是為他們製作特製的料理。但照顧者一面照顧一面又要忙著上班，一根蠟燭兩頭燒，又對營養該如何安排沒有概念，往往只好放棄，改吃商業配方。

但吃天然食物的好處多不勝舉，首先天然食物的生體利用率比較高，而且用天然食物料理，照顧者可以清楚地知道被照顧者一天到底吃了多少、吃了哪些食物，因此可以依照需求調整、改善。更不用說品嚐到食物的香氣和滋味時，可以給人帶來的幸福感。

這本書裡介紹的吞嚥照護食其實並不難調理，只要掌握幾個訣竅，一週需花費的製作時間用不到半天。又因為可以冷凍保存，照顧者只要事先解凍，用餐前簡單加熱，毋需另外加工，就可以讓被照顧者吃到用天然食物做的美味料理。

tip 1 **要選擇適合做吞嚥照護食的食材**：會吸水、含水量太高的食物如蘿蔔、容易讓食物發酸發酵的食物如白飯，不要放進來一起攪打，如果真的想吃，可以考慮現煮現打，或另外做成料理，搭配食用。

tip 2 **攪打時要注意水量適中**：許多人常犯的錯誤是誤以為製作攪打食就像是打果汁和稀粥，結果加了過量的水，或放了太軟爛的食材，讓食物含水量變得太高，吃起來的口感不夠紮實，這樣不只不好吃，也可能引起嗆咳。

tip 3 **要攪拌到均質**：剛開始練習由口進食，均質的食物是比較滑順易

吞、不會引起嗆咳的，可以從這裡開始。如果經過語言治療師評估可以嘗試一些易壓碎的食物小丁，就可以再另外酌加。

tip 4 **不要太依賴增稠劑**：食譜中有些食物如水果昔等，還是會用到一些食物增稠劑調理，但如果可能的話，還是盡量找到方式使用天然食材增稠，減少使用食物添加劑，較為健康。

tip 5 **一定要自己先試吃**：做料理的人自己覺得好吃的食物，被照顧者才會覺得好吃，抱著想做美味食物給心愛家人的心情，開始動手做料理吧。

食譜中食材的份量需要嚴格遵守嗎？

就像我們一般人吃飯也會有時吃得多、有時吃得少一樣，製作吞嚥照護食時只要食材比例盡量接近，能製作出相差不多的濃稠度，都可以接受。畢竟天然食材本來就會有大有小，要嚴格遵守份量也有相當的難度。

比起嚴格遵守食材的份量，更重要的是盡量變換食材，廣泛攝取各種不同的營養素，並且確保食物的熱量和營養密度都足夠。

料理前的食材準備

｛肉類｝

<table>
<tr>
<td>雞肉</td>
<td>雞肉好消化、好吸收，非常適合高齡者食用。雞腿肉含鐵較高、雞胸肉含維生素 B 較多，可以交替著吃。直接購買去骨腿排或胸肉，使用起來較方便。
要注意把所有的碎骨、軟骨、大的筋結去除。去除之後要再整片檢查一次，確定沒有碎骨。
切成一口大小，較易攪打。</td>
<td>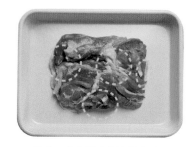
注意！畫黃圈處類容易有碎骨</td>
</tr>
</table>

<table>
<tr>
<td>豬肉</td>
<td>可以直接購買豬絞肉或肉絲使用。
有些傳統市場購買的豬絞肉會有碎骨，要小心挑掉。
不要買太肥的豬絞肉，油脂含量多的絞肉，蛋白質量會較低。</td>
</tr>
<tr>
<td>牛肉</td>
<td>可以直接購買牛絞肉或牛肉絲，使用起來較方便。
買草飼牛比穀飼牛好，草飼牛肉蛋白質含量高，且含 omega 3，較穀飼牛不易導致身體發炎。</td>
</tr>
</table>

<table>
<tr><td>魚肉</td><td>可以直接買片好去骨去刺的魚肉，但仍要注意魚肉的邊角可能會有細刺或鱗，一定要去除乾淨。
切成一口大小，較易攪打。</td></tr>
</table>

可以直接買片好去骨去刺的
魚肉，但仍要注意魚肉的邊
角可能會有細刺或鱗，一定
要去除乾淨。
切成一口大小，較易攪打。

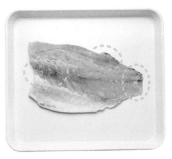

注意！畫黃圈處容易有魚刺

不同肉類食材蛋白質含量表

品名	蛋白質含量（每 100g）
雞腿（帶皮）	18.5g
雞胸（帶皮）	19.3g
豬瘦絞肉	18.5g
牛肩胛絞肉	19.8g
鱸魚片（去皮）	19.9g
虱目魚片（去皮）	21.8g
鮭魚排片（去皮）	23.6g

資料來源：食藥署食品營養成分資料庫

{ 蔬菜 }

蔬果中的植化素是人體重要的抗氧化物。不同顏色的蔬菜有不同的抗氧化物和維生素，最好經常換著吃。料理時先切碎，可以縮短製作時間，讓更多營養得以保存下來。

葉菜類	注意纖維太老的蔬菜不要用，高齡者胃腸蠕動較慢，不好消化的纖維容易導致脹氣。

豆類	可以使用豆莢類蔬菜，如四季豆、刀豆等。 但如果單僅豆類本身，如毛豆、黑豆、黃豆等，可能使胃腸蠕動慢的高齡者脹氣，不要經常吃。

番茄、甜椒	注意，番茄、甜椒的皮不易攪碎，又有厚度，有吞嚥困難的人吃的時候容易黏在喉頭。最簡單的方法是使用市售已去皮的罐頭番茄或甜椒。使用生鮮番茄則要先川燙去皮，甜椒則要用火烤去皮。

菇類	菇類是非常容易入菜的食材，有豐富的礦物質、維生素 B 和纖維素，蛋白質含量也較其他蔬菜類來得高。蘑菇、秀珍菇等生鮮菇類可以直接使用。乾燥菇類就需要事先泡發、煮熟。最容易的事先料理法是，在家人煮香菇雞湯時，多煮幾朵，料理吞嚥照護食時可以直接撈出來使用。

<table>
<tr><td>藻類</td><td>藻類是料理吞嚥照護食非常好的食材。它有相當的黏稠度，又滑順好吞，水溶性膳食纖維和礦物質都很豐富。高齡者經常有礦物質不足的現象，藻類是最天然均衡的礦物質，一週最好吃個二、三次。
藻類在使用前必須先泡發、煮熟。最方便的方式就是和使用香菇時一樣，在家人煮有海帶的湯品時，多放一些海帶一起煮，煮好後撈起使用。</td></tr>
</table>

蔬菜怎麼輪搭可以均衡又輕鬆易執行？

　　不同顏色的蔬果含有的維生素、礦物質和植化素都不同，五種顏色的蔬果都均衡攝取，是確保營養均衡最簡單的方法。

　　攪打好的食物都會帶有食物的原色，很容易辨認，如果今天吃的是黃色的南瓜雞，明天就改成綠色的芥菜雞，天天換顏色，簡單又方便。

黑色	黑木耳、黑芝麻、海帶、香菇、黑豆、黑醋栗、小藍莓
白色	銀耳、杏仁、山藥、茯苓、白芝麻、蘑菇、白花椰菜、高麗菜
黃色	南瓜、玉米、蓮子、馬鈴薯、地瓜、香蕉
綠色	各種綠色葉菜、綠花椰菜、蘆筍、奇異果、香瓜
紅色	紅棗、番茄、小紅豆、紅蘿蔔、枸杞、蘋果、蔓越莓

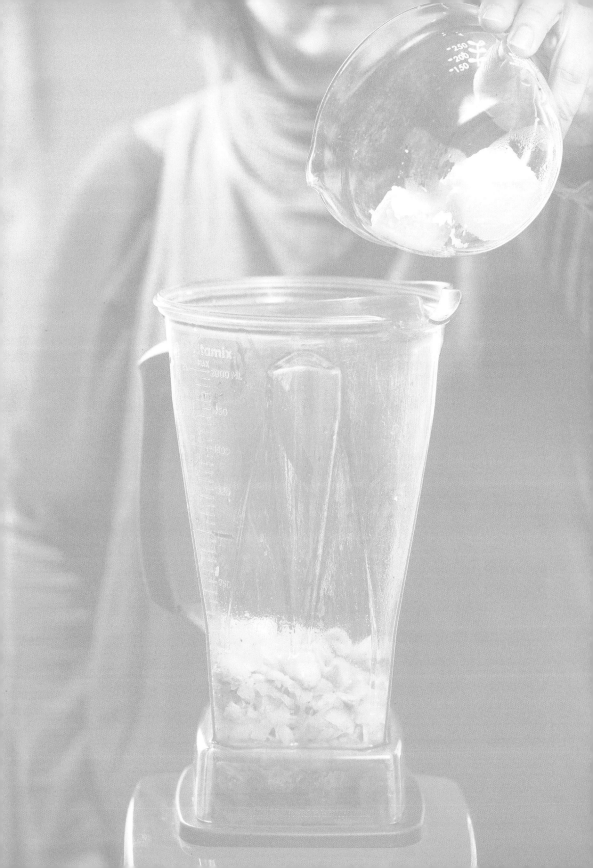

Part II

食譜

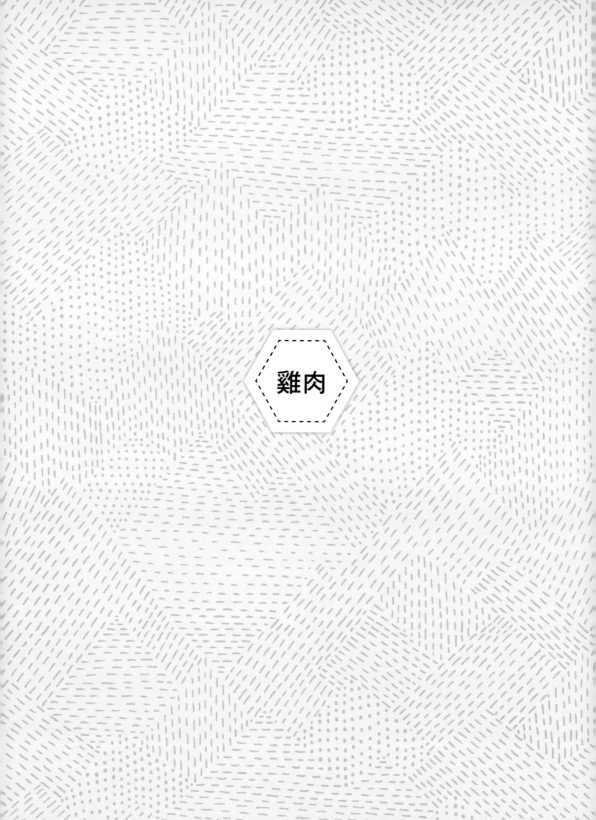

雞肉

茶油雞

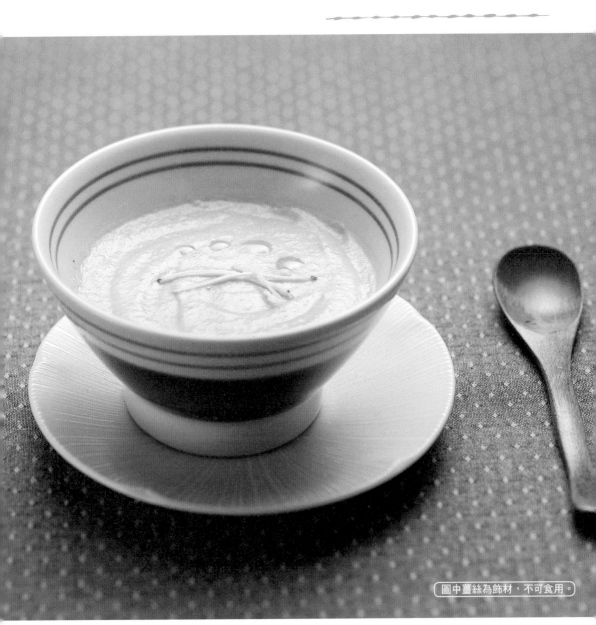

圖中薑絲為飾材，不可食用。

材料（450ml 份）

茶油^{*2}··· 1 大匙　　　　　　　鹽 ··· 適量

去骨雞腿肉^{*1}··· 200g　　　　蒸熟的山藥^{*3}··· 80g

高麗菜 ··· 140g　　　　　　　銀耳糊 ··· 40g

薑末 ··· 適量　　　　　　　　高湯 ··· 適量

作法　基本烹調法❷

1. 薑切末、高麗菜大致切碎。雞腿肉去掉碎骨及小刺後切成大丁。

2. 在平底鍋內倒入一大匙茶油，小火熱油後加入薑末爆香。

3. 倒入高麗菜，大致翻炒。

4. 再倒入雞腿肉、適量鹽翻炒，轉小火、蓋鍋。

5. 所有食材全熟後，連烹調時流出來的湯汁一起倒入食物調理機。

6. 加入山藥、銀耳糊，確認食物湯汁的量在食材的一半左右，若不足，適量
   加高湯。

7. 先從慢速開始攪打，慢慢增加速度，至全部呈現均質的狀態為止。

8. 倒入容器，供食或冷凍保存。

*1 為了製作及保存的衛生與方便，每一次烹調都把一整片去骨腿肉用完較好。市售
   一片腿肉的重量大約是 200 公克，所以這本食譜配料的份量是以與 200 公克的比
   例來計算。但如果購買的腿排重量不同，只要按先前提過的 1（蛋白質）：0.7（蔬
   菜）：0.4（山藥）：0.2（銀耳糊）（參見第 69 頁）的比例來調整，一樣能做出有
   濃稠口感的美味吞嚥照護食。食譜內所有的雞腿肉都可以換成雞胸肉，經常換著
   吃，可以平衡攝取。

*2 茶油換成麻油，就可以做成麻油雞，又是另一道料理。麻油既香，又可以通便潤
   腸，且富含抗衰老的維生素 E。最好選擇冷壓初榨的麻油，低溫拌炒。

*3 生山藥蒸熟後重量與熟山藥相差不大，可以直接以熟山藥的重量計重。

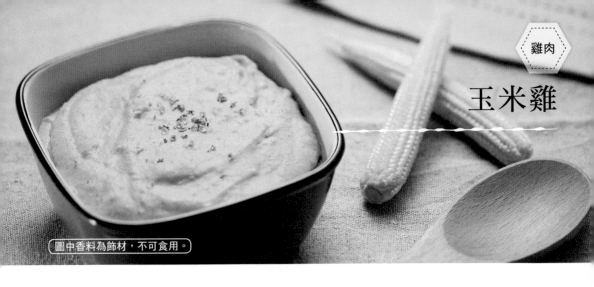

玉米雞

圖中香料為飾材,不可食用。

材料（450ml 份）

奶油 … 12 克

橄欖油 … 少許

去骨雞腿肉 … 200g

中型洋蔥 … 1/4 個

蒜頭 … 1 瓣

鹽*1 … 適量

巴西里香料 … 適量（可不加）

罐頭玉米 … 150g

蒸熟的山藥 … 70g

銀耳糊 … 40g

高湯 … 適量

作法　基本烹調法❷

1. 蒜頭拍碎、洋蔥切碎,雞腿肉仔細去骨後切成大丁。

2. 在平底鍋內倒入橄欖油,油熱後倒入蒜頭、洋蔥爆香。

3. 倒入罐頭玉米大致翻炒,再倒入雞腿肉、巴西里翻炒,轉小火、蓋鍋。

4. 食材全熟後,連湯汁全部倒入食物調理機。

5. 加入山藥、銀耳糊,確認食物湯汁的量在食材的一半左右,若不足,適量加高湯,一起攪打。

6. 先從慢速開始攪打,慢慢增加速度,至全部呈現均質的狀態為止,玉米粒帶薄膜,一定要打得很均質。

7. 確認鹽份,如果不足,加入適量鹽,再略微攪打。

8. 倒入容器,供食或冷凍保存。

*1 罐頭玉米帶有鹹味,鹽要酌量少加。

芥菜雞

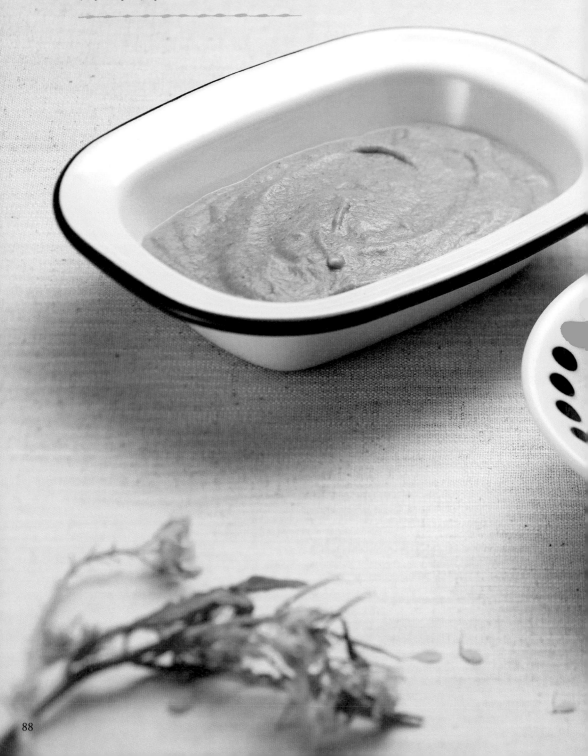

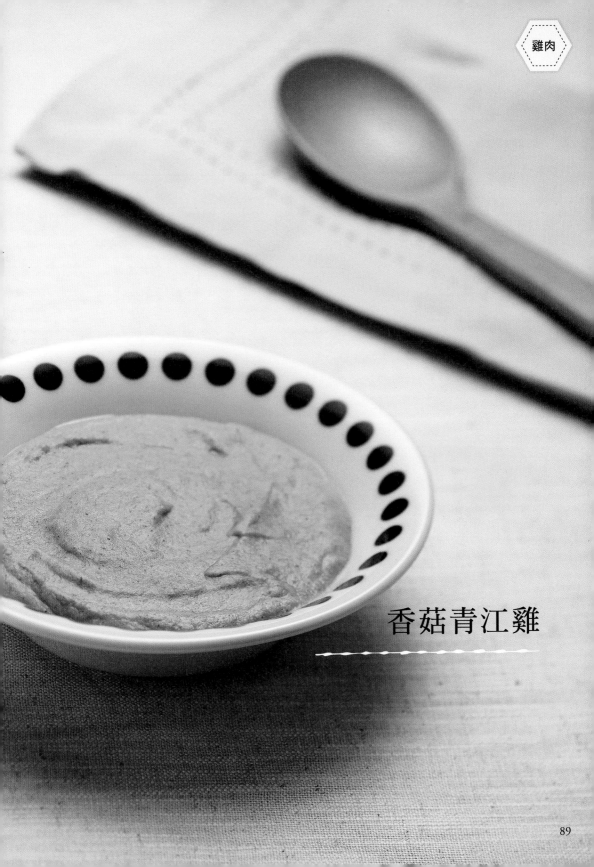

香菇青江雞

芥菜雞

材料（450ml 份）

橄欖油 ⋯ 1 大匙
去骨雞腿肉 ⋯ 200g
小芥菜 ⋯ 140g
薑末 ⋯ 適量

鹽 ⋯ 適量
蒸熟的山藥 ⋯ 80g
銀耳糊 ⋯ 40g
高湯 ⋯ 適量

作法 基本烹調法❷

1. 薑切末、小芥菜大致切碎。雞腿肉去掉碎骨及小刺後切成大丁。
2. 在平底鍋內倒入一大匙油，油熱後加入薑末爆香。
3. 倒入小芥菜，大致翻炒。
4. 再倒入雞腿肉、適量鹽翻炒，轉小火、蓋鍋燜熟。
5. 所有食材全熟後，連烹調時流出來的湯汁一起倒入食物調理機。
6. 加入山藥、銀耳糊，確認食物湯汁的量在食材的一半或略少，若不足，適量加高湯；若過多，取出部分湯汁。
7. 先從慢速開始攪打，慢慢增加速度，至全部呈現均質的狀態為止。
8. 倒入容器，供食或冷凍保存。

等比例代換食材，口味可以千變萬化

和烹調茶油雞時同樣的食材比例，把高麗菜換成小芥菜，茶油換成橄欖油，就可以做成芥菜雞。芥菜雞湯是許多人年節時共同的美食記憶，芥菜微苦的清香味，也很能引起食欲。

其實吞嚥照護食是很容易製作的，同樣的比例，只要用當季的蔬菜，並配合更換香料、油脂，花一點心思，就能做得新鮮又美味。

香菇青江雞

材料（450ml 份）

橄欖油 ··· 1 大匙
去骨雞腿肉 ··· 200g
新鮮香菇 ··· 1 朵
青江菜 ··· 120g

鹽 ··· 適量
蒸熟的山藥 ··· 80g
銀耳糊 ··· 40g
高湯 ··· 適量

作法　**基本烹調法❷**

1. 青江菜、新鮮香菇大致切碎。雞腿肉去掉碎骨及小刺後切成大丁。
2. 在平底鍋內倒入一大匙油，小火熱油，油熱後加入香菇、青江菜略翻。
3. 再加入雞腿肉、鹽翻炒。轉小火、蓋鍋燜熟。
4. 所有食材全熟後，連烹調時流出來的湯汁一起倒入食物調理機。
5. 加入山藥、銀耳糊，確認食物湯汁的量在食材的一半或略少，若不足，適量加高湯；若過多，取出部分湯汁。
6. 先從慢速開始攪打，慢慢增加速度，至全部呈現均質的狀態為止。
7. 倒入容器，供食或冷凍保存。

一鍋雞湯的妙用

製作吞嚥照護食時，如果能有一鍋已煮好的雞湯或排骨湯會很方便。如果攪打時湯汁不足，就加一些湯。這樣就可省去另外製作高湯的麻煩。雞湯還可以同時供其他家人食用，一舉兩得。

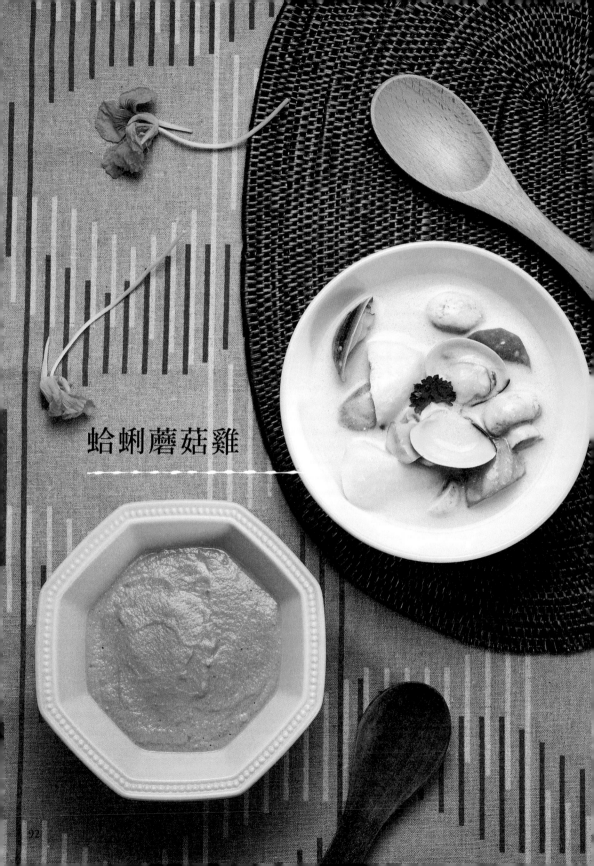

蛤蜊蘑菇雞

材料（450ml 份）

奶油 ⋯ 12g

橄欖油 ⋯ 少許

去骨雞腿肉 ⋯ 200g

蛤蜊 ⋯ 6 顆

洋蔥 ⋯ 中型 1/4 個

蒜頭 ⋯ 1 瓣

鹽*1 ⋯ 適量

乾燥奧勒岡葉 ⋯ 1 匙

蘑菇 ⋯ 100g

紅蘿蔔 ⋯ 40g

蒸熟的馬鈴薯 ⋯ 80g

銀耳糊 ⋯ 40g

高湯 ⋯ 適量

作法　基本烹調法❷

1. 蒜頭拍碎、洋蔥切碎，蘑菇大致切碎，紅蘿蔔切細碎。

2. 雞腿肉仔細去骨後切成大丁。

3. 在平底鍋內倒入奶油、少許橄欖油，油熱後倒入蒜頭、洋蔥爆香。

4. 倒入蘑菇、紅蘿蔔略炒，再加雞腿肉、蛤蜊、奧勒岡葉大致翻炒，轉小火、蓋鍋。

5. 待蛤蜊開口，所有食材全熟後，把蛤蜊殼挑出，連湯汁全部倒入食物調理機。

6. 加入馬鈴薯、銀耳糊，確認食物湯汁的量在食材的一半左右，若不足，適量加高湯，一起攪打。

7. 先從慢速開始攪打，慢慢增加速度，至全部呈現均質的狀態為止。

8. 確認鹽份，如果不足，加入適量鹽，再略微攪打。

9. 倒入容器，供食或冷凍保存。

*1 蛤蜊帶有鹹味，鹽要酌量少加。

香菇雞

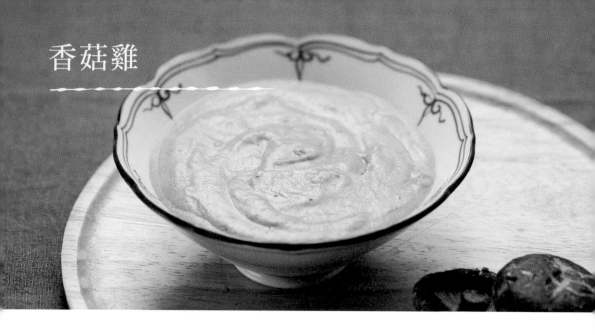

材料（450ml 份）

去骨雞腿肉 ⋯ 約 200g

香菇雞湯中撈出來的熟香菇 ⋯ 70g

新鮮香菇 ⋯ 70g

鹽 ⋯ 適量

蒸熟的山藥 ⋯ 80g

銀耳糊 ⋯ 40g

香菇雞湯 ⋯ 80ml

作法 〔基本烹調法❷〕

1. 雞肉仔細去骨後切成大丁，新鮮香菇切碎。
2. 把香菇雞湯裡撈出的香菇置入單柄鍋中，用食物剪刀大致剪碎。
3. 香菇雞湯倒入鍋中，開火。
4. 待湯滾後加入雞肉丁、新鮮香菇丁、鹽，翻炒後轉小火、蓋鍋。
5. 待食材全熟後熄火，連湯汁倒入食物調理機。
6. 加入銀耳糊、山藥，確認食物湯汁的量在食材的一半左右，若不足，適量加香菇雞湯。
7. 先從慢速開始攪打，慢慢增加速度，至全部呈現均質的狀態為止。
8. 倒入容器，供食或冷凍保存。

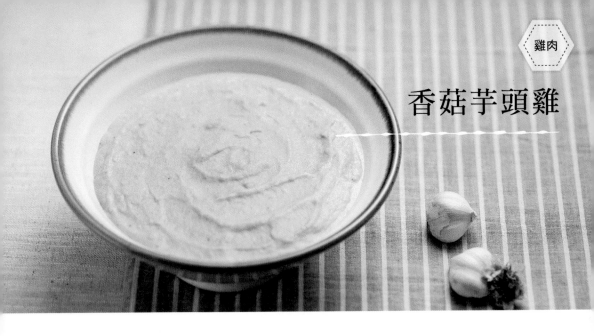

香菇芋頭雞

材料（450ml 份）

去骨雞腿肉 ··· 200g

香菇雞湯內撈出的香菇 ··· 70g

新鮮香菇 ··· 70g

蒜頭 ··· 1 瓣

鹽 ··· 適量

火鍋芋頭^{*1} ··· 80g

銀耳糊 ··· 40g

香菇雞湯^{*2} ··· 100ml

作法 基本烹調法❷

1. 蒜頭拍碎，芋頭和新鮮香菇切碎，雞腿肉仔細去骨後切成大丁。

2. 熟香菇放入鍋內用食物剪剪碎，以避免湯汁流失。

3. 取 100ml 香菇雞湯加入鍋內，待滾後加入切碎的火鍋芋頭，新鮮香菇丁、雞肉丁，蒜碎，適量鹽，略微翻炒，轉小火、蓋鍋。

4. 所有食材全熟後，連烹調時流出來的湯汁一起倒入食物調理機。

5. 加入銀耳糊，確認湯汁的量在食材的一半左右，若不足，適量加香菇雞湯。

6. 先從慢速開始攪打，慢慢增加速度，至全部呈現均質的狀態為止。

7. 倒入容器，供食或冷凍保存。

*1 用火鍋芋頭比熟得較快。芋頭易脹氣，胃腸蠕動慢的人不要多吃。

*2 芋頭較山藥乾，不好吞，可以視情況多加少許雞湯以增加滑順度。

紅蘿蔔南瓜雞

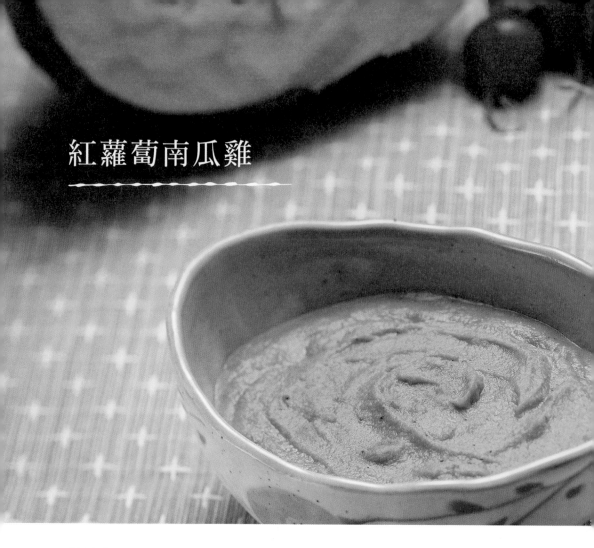

材料（450ml 份）

奶油 ··· 12 克

橄欖油 ··· 少許

去骨雞腿肉 ··· 200g

中型洋蔥 ··· 1/4 個

蒜頭 ··· 1 瓣

鹽 ··· 適量

義大利香料 ··· 適量（可不加）

蒸熟的紅蘿蔔[*1] ··· 100g

蒸熟的南瓜[*2] ··· 120g

銀耳糊 ··· 40g

高湯 ··· 適量

*1 等份量的紅蘿蔔換成蘑菇，切碎蘑菇，將蘑菇與雞肉同炒，再按紅蘿蔔南瓜雞的步驟完成，便可做成蘑菇南瓜雞。

*2 南瓜蒸後含水量較高，使用量可以比其它根莖類高一些，以免攪打後太水。

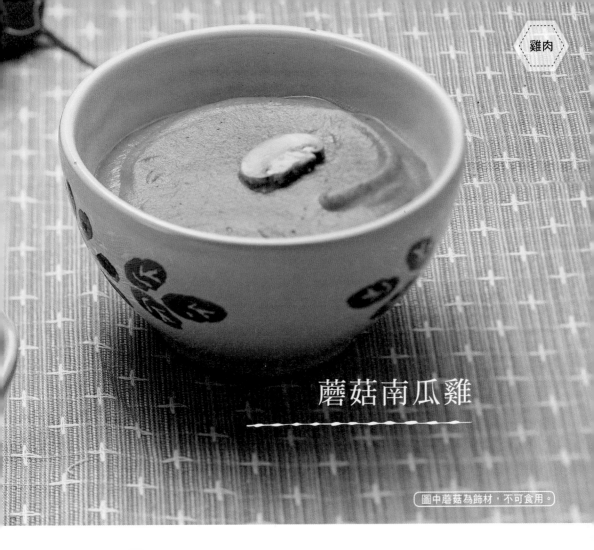

蘑菇南瓜雞

圖中蘑菇為飾材，不可食用。

作法　基本烹調法❷

1. 蒜頭拍碎、洋蔥切碎，雞腿肉仔細去骨後切成大丁。

2. 在平底鍋內倒入橄欖油以保護奶油不被燒焦，再加入奶油，油熱後加入蒜頭、洋蔥爆香。

3. 倒入雞腿肉、適量鹽，大致翻炒，轉小火、蓋鍋。

4. 所有食材全熟後，連湯汁倒入食物調理機。

5. 加入南瓜、紅蘿蔔、銀耳糊，確認水量，攪打南瓜時食物調理機內的水量要比攪打其它根莖類時略少一些。

6. 先從慢速開始攪打，慢慢增加速度，至全部呈現均質的狀態為止。

7. 倒入容器，供食或冷凍保存。

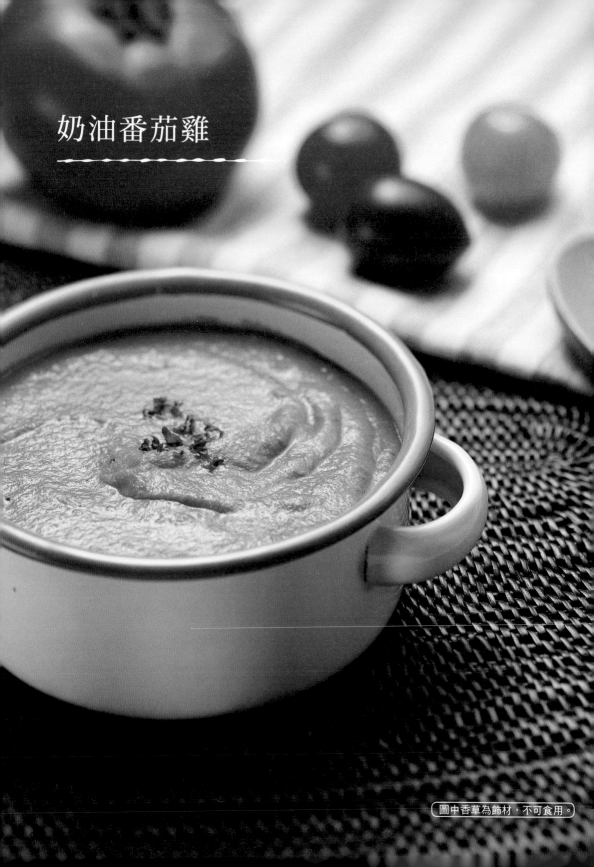

奶油番茄雞

圖中香草為飾材，不可食用。

材料（450ml 份）

奶油 … 12 克

橄欖油 … 少許

去骨雞腿肉 … 200g

中型洋蔥 … 1/4 個

蒜頭 … 1 瓣

鹽[*1] … 適量

巴西里香料 … 適量（可不加）

罐頭去皮番茄 … 150g

罐頭番茄泥[*2] … 50g

蒸熟的山藥 … 80g

銀耳糊 … 40g

高湯 … 適量

作法 基本烹調法 **2**

1. 蒜頭拍碎、洋蔥切碎，雞腿肉仔細去骨後切成大丁。

2. 在平底鍋內倒入橄欖油以保護奶油不被燒焦，再加入奶油，油熱後加入蒜頭、洋蔥爆香。

3. 倒入雞腿肉、番茄、番茄泥，大致翻炒，轉小火、蓋鍋燜熟。

4. 所有食材全熟後，連湯汁倒入食物調理機。

5. 加入山藥、銀耳糊，確認水量，番茄攪打後會再出水，水量千萬不要太多，可以先試打看看，再調整水量。

6. 先從慢速開始攪打，慢慢增加速度，至全部呈現均質的狀態為止。

7. 確認鹽份，如果不足，加入適量鹽，再略微攪打。

8. 倒入容器，供食或冷凍保存。

*1 罐頭番茄含鹽，最好先攪打完成，試過口味後，再確認要加多少鹽。

*2 番茄含水量較高，如果希望風味更濃郁一些，加入番茄泥，可以讓做出來的料理不會太水，味道也足夠。

四神雞

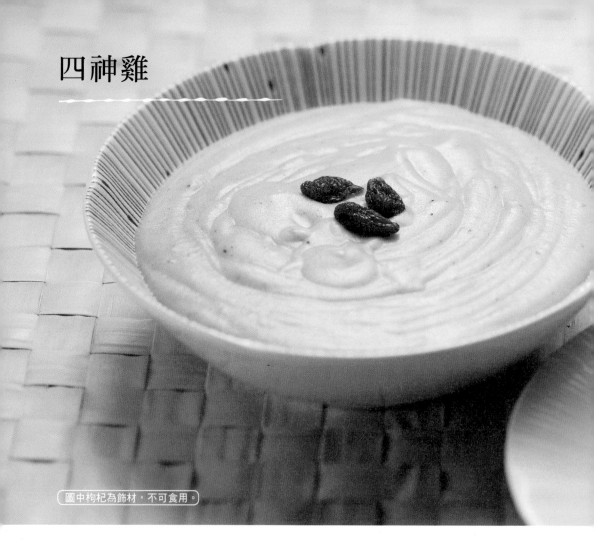

圖中枸杞為飾材，不可食用。

材料（450ml 份）

去骨雞腿肉 ⋯ 約 200g

四神

　茨實／准山／茯苓／蓮子 ⋯ 乾重各 15g

當歸 ⋯ 2 片

去籽紅棗 ⋯ 2 顆

鹽 ⋯ 適量

蒸熟的山藥 ⋯ 80g

銀耳糊 ⋯ 40g

四神雞湯 ⋯ 100ml

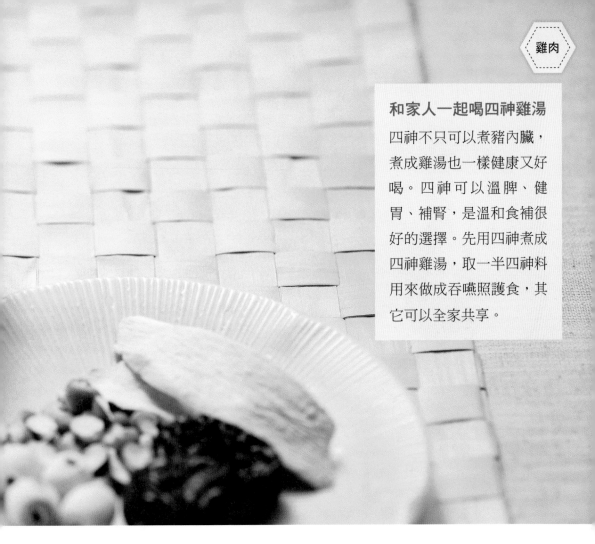

和家人一起喝四神雞湯

四神不只可以煮豬內臟，煮成雞湯也一樣健康又好喝。四神可以溫脾、健胃、補腎，是溫和食補很好的選擇。先用四神煮成四神雞湯，取一半四神料用來做成吞嚥照護食，其它可以全家共享。

作法 基本烹調法❷

1. 四神料先另外煮成四神雞湯，然後將一半四神料撈出。
2. 雞腿肉仔細去骨後切成大丁。
3. 四神雞湯倒入單柄鍋，開火。
4. 待湯滾後加入雞肉丁、鹽，翻炒後轉小火、蓋鍋。
5. 待雞肉全熟後熄火，連湯汁倒入食物調理機。
6. 倒入四神料、銀耳糊、山藥，確認食物湯汁的量在食材的一半左右，若不足，加適量四神雞湯，一起攪打。
7. 先從慢速開始攪打，慢慢增加速度，至全部呈現均質的狀態為止。
8. 倒入容器，供食或冷凍保存。

五香雞肝雞肉料理

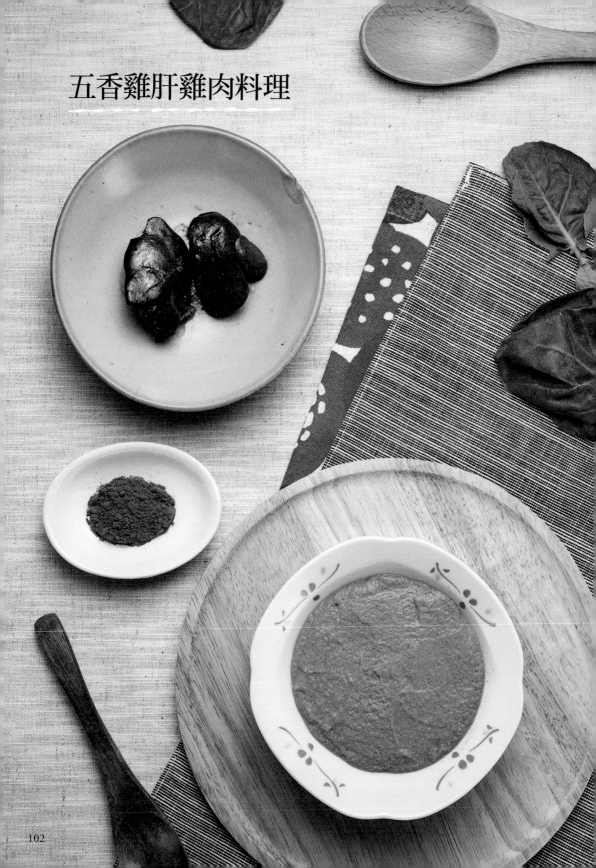

材料（450ml 份）

橄欖油 … 1 大匙

去骨雞腿肉 … 160g

雞肝[*1] … 1 個

芥藍菜 … 140g

蒜頭 … 適量

五香粉 … 適量

鹽 … 適量

蒸熟的山藥 … 80g

銀耳糊 … 40g

高湯 … 適量

作法 基本烹調法❷

1. 蒜頭拍碎、芥藍去硬皮大致切碎。
2. 雞腿肉去掉碎骨及小刺後切成大丁。雞肝去筋膜，切成大塊。
3. 在平底鍋內倒入一大匙油，油熱後加入蒜頭爆香。
4. 倒入芥藍菜，大致翻炒。
5. 再倒入雞腿肉、雞肝、五香粉、適量鹽翻炒，轉小火、蓋鍋。
6. 所有食材全熟後，連湯汁一起倒入食物調理機。
7. 加入山藥、銀耳糊，確認水量約在食材高度的一半，若不足，適量加高湯。
8. 先從慢速開始攪打，慢慢增加速度，至全部呈現均質的狀態為止。
9. 倒入容器，供食或冷凍保存。

*1 吞嚥困難者大部分都有營養不足的問題，雞肝是補充鐵質很好的食物，如果有貧血的情況，可以適量補充。購買雞肝時盡量選擇紅色的雞肝，營養價值較高。如果不排斥肝的味道，可以多加一個雞肝，等重減少腿肉的重量，做出來的總份量也會一樣。

一餐可以怎麼配？

這本書裡的料理，如果選二種菜色，一種 150ml 做為一餐，大部分的計算起來一餐都約有 133 公克（約半隻多的雞腿肉）的肉類，93 公克的蔬菜、53 公克的山藥，再另外加上一碗稠粥、小半個水果，這樣一餐的熱量大約就有 540 大卡。料理、粥、水果的份量，都可以按需求者的身高體重、活動量、是否有疾病等個別情況來代換或增減。例如有糖尿病的人可以少吃粥、料理的份量增加等等。個別需求可以向營養師諮詢。

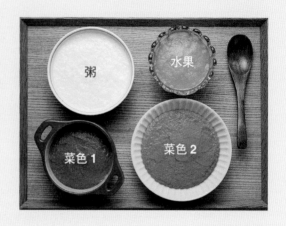

構思一週的食譜

每天一種紅肉、一種海鮮，青菜多變化，早上一顆蛋或豆腐。好好構思，有吞嚥困難的人，食物還是可以有很多種變化，還是可以吃得很豐盛。

	早餐	點心	午餐	晚餐
週一	山藥蒸蛋 堅果糊	小藍莓酪梨果泥	香菇雞 薑絲九層塔鱸魚	廣島野菜雞 海帶豬
週二	山藥豆腐 堅果糊	香蕉酪梨	蛤蜊蘑菇雞 番茄海鮮	香菇青江雞 蘑菇菠菜牛
週三	山藥蒸蛋 堅果糊	木瓜果昔	五香雞肝 紫蘇梅子鱸魚	芋泥雞 茴香豬
週四	山藥豆腐 堅果糊	巧克力香蕉酪梨	四神雞 蔭鳳梨虱目魚	茶油雞 蒜香黃宮菜豬
週五	山藥蒸蛋 堅果糊	芒果果昔	南瓜雞 味噌芝麻鮭魚	紅莧雞 香菜牛
週六	山藥豆腐 堅果糊	蘋果酪梨	芥菜雞 蒜香青花菜鮭魚	玉米雞 川七豬
週日	山藥蒸蛋 堅果糊	奇異果果昔	番茄雞 奶油蘑菇鮭魚	紅鳳雞 酸白菜牛

＊這份菜單只是範例，主食、點心、料理的份量和用餐次數，皆應按進食者個別需求調整。

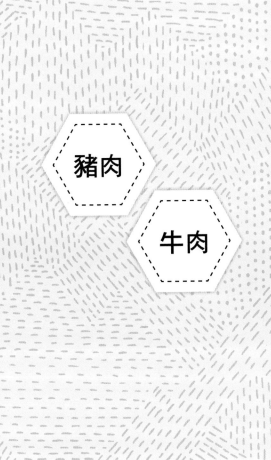

海帶豬肉

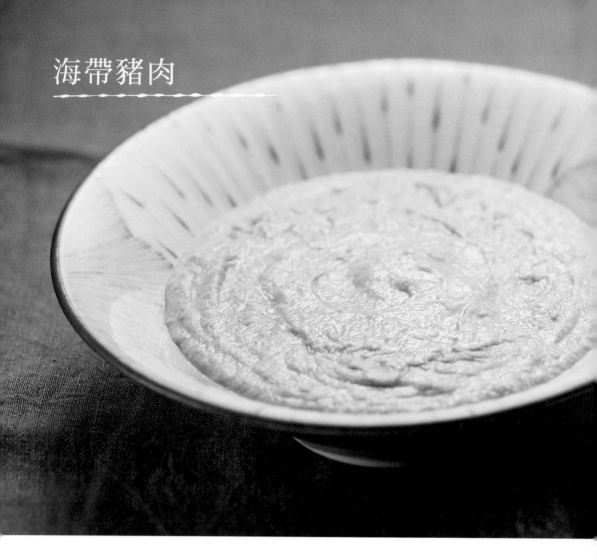

材料（450ml 份）

豬絞肉（不要太肥）···200g

海帶排骨湯裡撈出的海帶[*1]···60g

鹽···適量

薑末···適量

蒸熟的山藥···60g

海帶排骨湯···150ml

*1 海帶本身就是黏稠的食物，所以這道料理可以不用再另外加銀耳糊。且因為海帶
　 較銀耳更黏稠，湯汁可酌量多加一些，以免成品太黏。

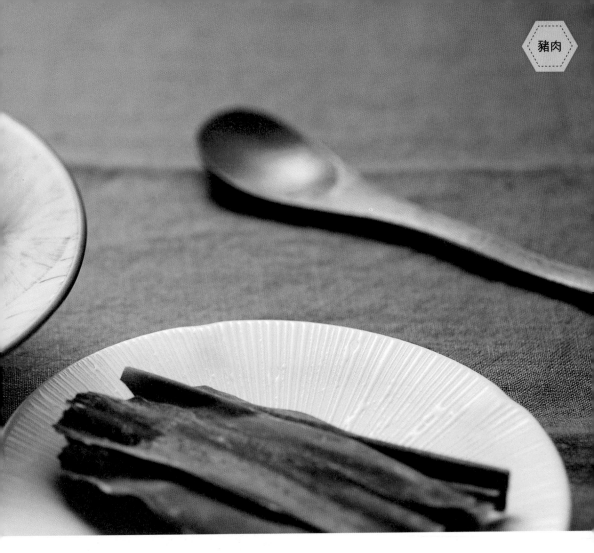

作法 基本烹調法❷

1. 海帶排骨湯倒入鍋中，開火。

2. 加入薑末，待湯滾後加入豬絞肉、煮熟軟的海帶、鹽，翻炒後轉小火、蓋鍋。

3. 待全熟後熄火，倒入食物調理機。

4. 倒入山藥，確認水量在食材的一半左右，然後一起攪打。

5. 先從慢速開始攪打，慢慢增加速度，至全部呈現均質的狀態為止。

6. 倒入容器，供食或冷凍保存。

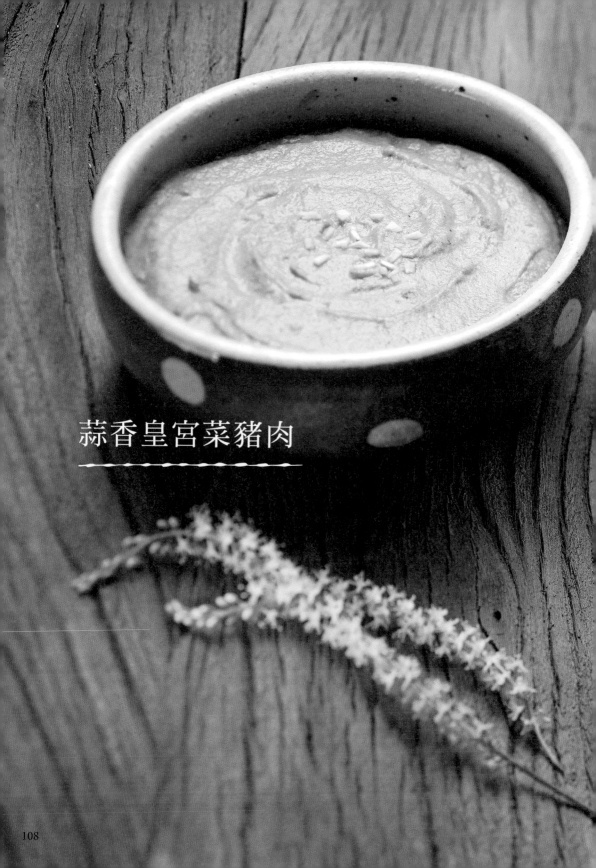

蒜香皇宮菜豬肉

薑絲川七豬肉

圖中蒜末為飾材,不可食用。

蒜香皇宮菜豬肉

材料（450ml 份）

橄欖油 ··· 1 大匙

豬絞肉（不要太肥）··· 200g

皇宮菜 ··· 140g

鹽 ··· 適量

蒜頭 ··· 適量

蒸熟的山藥 ··· 80g

銀耳糊 ··· 40g

高湯 ··· 適量

作法 基本烹調法❷

1. 皇宮菜大致切碎。

2. 在平底鍋內倒入一大匙油，油熱後加入蒜頭爆香。

3. 倒入皇宮菜，大致翻炒。

4. 再倒入豬絞肉、適量鹽翻炒，轉小火、蓋鍋。

5. 所有食材全熟後，倒入食物調理機。

6. 加入山藥、銀耳糊，確認水量，若不足，適量加高湯。

7. 先從慢速開始攪打，慢慢增加速度，至全部呈現均質的狀態為止。

8. 倒入容器，供食或冷凍保存。

薑絲川七豬肉

材料（450ml 份）

麻油 ··· 1 大匙（也可以換成橄欖油）　　薑 ··· 適量

豬絞肉（不要太肥）··· 200g　　　　　蒸熟的山藥 ··· 80g

川七 ··· 140g　　　　　　　　　　　銀耳糊 ··· 40g

鹽 ··· 適量　　　　　　　　　　　　高湯 ··· 適量

作法 `基本烹調法❷`

1. 薑切末，川七大致切碎。
2. 在平底鍋內倒入一大匙麻油，油熱後加入薑末爆香。
3. 倒入川七，大致翻炒。
4. 再倒入豬絞肉、適量鹽翻炒，轉小火、蓋鍋。
5. 所有食材全熟後，倒入食物調理機。
6. 加入山藥、銀耳糊，確認水量在食材一半左右，若不足適量加高湯。
7. 先從慢速開始攪打，慢慢增加速度，至全部呈現均質的狀態為止。
8. 倒入容器，供食或冷凍保存。

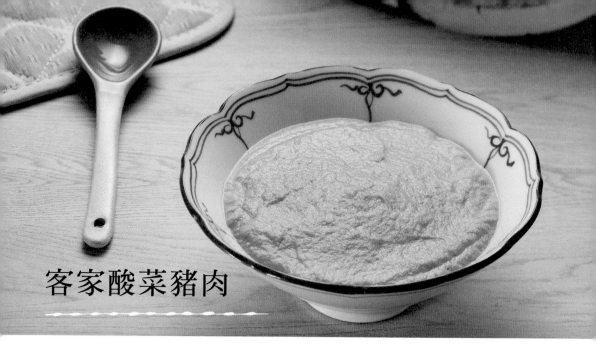

客家酸菜豬肉

材料（450ml 份）

橄欖油 ⋯ 1 大匙　　　　　　鹽 ⋯ 適量

豬絞肉 ⋯ 200g　　　　　　蒸熟的山藥 ⋯ 80g

高麗菜 ⋯ 120g　　　　　　銀耳糊 ⋯ 40g

客家酸菜*1 ⋯ 20 克　　　　高湯 ⋯ 適量

作法　基本烹調法❷

1. 高麗菜、客家酸菜切碎。

2. 在平底鍋內倒入一大匙油，小火燒熱後加入高麗菜、客家酸菜翻拌，再加入豬絞肉略炒，轉小火，蓋鍋，至食物全熟後熄火。

3. 全部食材連同湯汁、山藥、銀耳糊一起倒入食物調理機。

4. 確認調理機內水量的高度在食材的一半左右，如不足，加入適量高湯。

5. 先從慢速開始攪打，慢慢增加速度，至全部呈現均質的狀態為止。

6. 確認鹽份，如不足，再適量加入鹽，略微攪打。

7. 倒入容器，供食或冷凍保存。

*1 盡量買沒有添加物的醃漬品。醃漬品都含鹽，因此料理時鹽的份量要適度酌減。

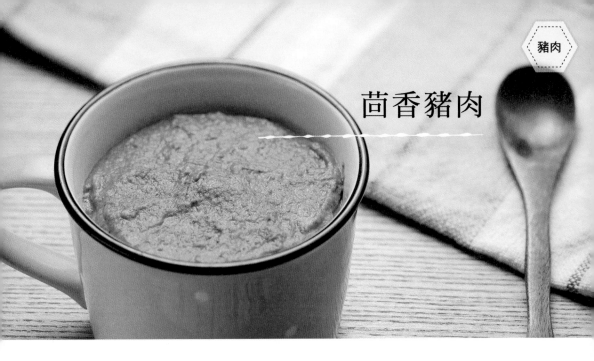

茴香豬肉

材料（450ml 份）

橄欖油 ··· 1 大匙　　　　　　　蒸熟的山藥 ··· 80g

豬絞肉 ··· 200g　　　　　　　　銀耳糊 ··· 40g

茴香 ··· 140g　　　　　　　　　高湯 ··· 適量

鹽 ··· 適量

作法　基本烹調法❷

1. 茴香切碎。

2. 在平底鍋內倒入一大匙油，小火燒熱後加入茴香拌炒，再加入豬絞肉、適量鹽略炒，轉小火，蓋鍋，至食物全熟後熄火。

3. 全部食材連同湯汁、山藥、銀耳糊一起倒入食物調理機。

4. 確認調理機內水量的高度在食材的一半左右，如不足，加入適量高湯。

5. 先從慢速開始攪打，慢慢增加速度，至全部呈現均質的狀態為止。

6. 倒入容器，供食或冷凍保存。

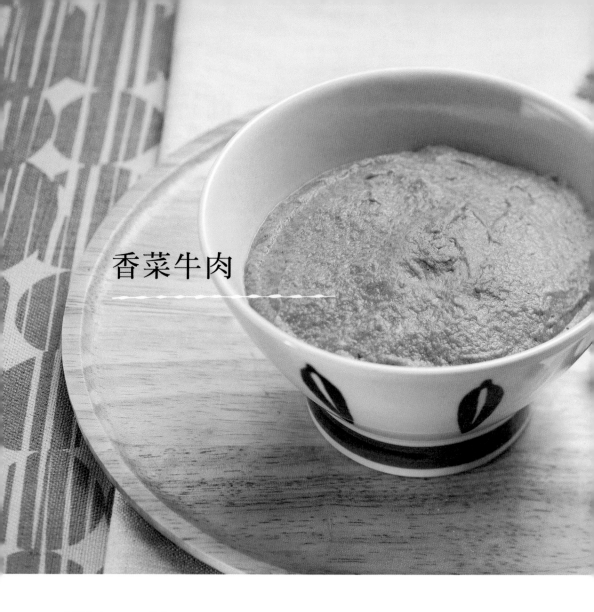

香菜牛肉

材料（450ml 份）

無水奶油^{*1} ··· 1 大匙

牛絞肉 ··· 200g

香菜^{*2} ··· 60g

高麗菜 ··· 80g

蒜頭 ··· 1 瓣

鹽 ··· 適量

蒸熟的山藥 ··· 80g

銀耳糊 ··· 40g

高湯 ··· 適量

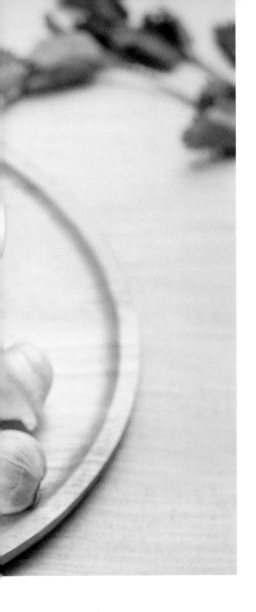

作法 基本烹調法❷

1. 蒜頭拍碎、香菜大致切碎。

2. 在平底鍋內倒入一大匙油，油熱後
   加入蒜頭爆香。

3. 倒入香菜、高麗菜、適量鹽一起翻
   炒。

4. 再倒入牛絞肉大致翻炒，轉小火、
   蓋鍋。

5. 所有食材全熟後，倒入食物調理機。

6. 加入山藥、銀耳糊，確認調理機內
   水量的高度在食材的一半左右，若
   不足，適量加高湯。

7. 先從慢速開始攪打，慢慢增加速
   度，至全部呈現均質的狀態為止。

8. 倒入容器，供食或冷凍保存。

＊1 無水奶油就是 ghee，和著名的 MCT 油一樣，富含人體容易消化利用的中鏈脂肪
　　酸，並有豐富的丁酸，可以保護腸壁細胞，還有脂溶性維生素 A、D、E、K，是
　　很好的食物。如果家裡沒有無水奶油，這道料理也可以使用橄欖油。

＊2 香菜是很好的抗氧化物，而且香氣十足，如果喜歡吃香菜，這道料理很能勾起食
　　慾。香菜和高麗菜可以用茴香代替，份量比例不變。茴香可以幫助消化、刺激胃
　　液和唾液分泌，改善脹氣，增進食慾，也是很好的食材。

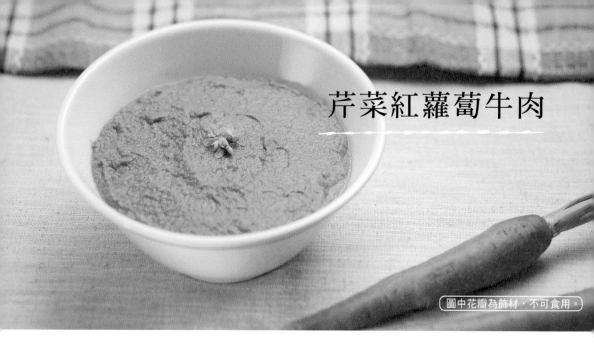

芹菜紅蘿蔔牛肉

圖中花瓣為飾材，不可食用。

材料（450ml 份）

無水奶油 · · · 1 大匙
牛絞肉 · · · 200g
芹菜*1 · · · 60g
鹽 · · · 適量

蒸熟的紅蘿蔔 · · · 80g
蒸熟的馬鈴薯 · · · 80g
銀耳糊 · · · 40g
高湯 · · · 適量

作法 基本烹調法❷

1. 芹菜大致切碎。
2. 在平底鍋內倒入一大匙油，油熱後加入芹菜大致翻炒。
3. 再倒入牛絞肉、適量鹽，翻炒，轉小火、蓋鍋。
4. 所有食材全熟後，倒入食物調理機。
5. 加入紅蘿蔔、馬鈴薯、銀耳糊，確認調理機內水量的高度在食材的一半左右，若不足，適量加高湯。
6. 先從慢速開始攪打，慢慢增加速度，至全部呈現均質的狀態為止。
7. 倒入容器，供食或冷凍保存。

*1 芹菜選細芹菜，量不必太多就可以很香。芹菜纖維較粗，盡量選較嫩的比較好消化。

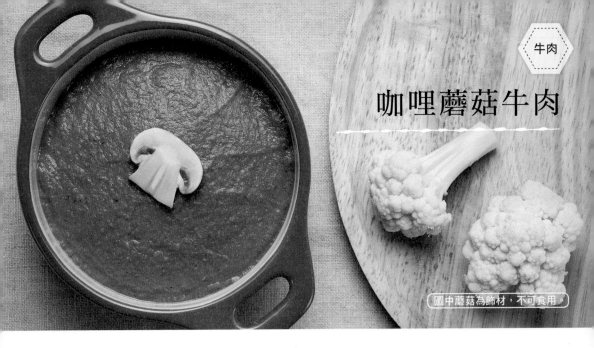

咖哩蘑菇牛肉

圖中蘑菇為飾材，不可食用。

材料（450ml 份）

椰子油 ⋯ 1 大匙

牛絞肉 ⋯ 200g

蘑菇 ⋯ 70g

鹽 ⋯ 適量

蒜頭 ⋯ 適量

洋蔥 ⋯ 中型 1/4 個

市售日本咖哩塊 ⋯ 1/4 塊（也可以用咖哩粉 1 大匙）

蒸熟的花椰菜 ⋯ 70g

蒸熟的馬鈴薯 ⋯ 80g

銀耳糊 ⋯ 40g

高湯 ⋯ 適量

作法　基本烹調法❷

1. 蒜頭拍碎、洋蔥、蘑菇切碎。

2. 在鍋內倒入一大匙油，油熱後加入蒜頭、洋蔥爆香。倒入蘑菇，大致翻炒。

3. 再倒入牛絞肉、適量鹽、咖哩塊翻炒，轉小火、蓋鍋。

4. 所有食材全熟後，倒入食物調理機。

5. 加入花椰菜、馬鈴薯、銀耳糊，確認調理機內水量的高度在食材的一半左右，若不足，適量加高湯。

6. 先從慢速開始攪打，慢慢增加速度，至全部呈現均質的狀態為止。

7. 倒入容器，供食或冷凍保存。

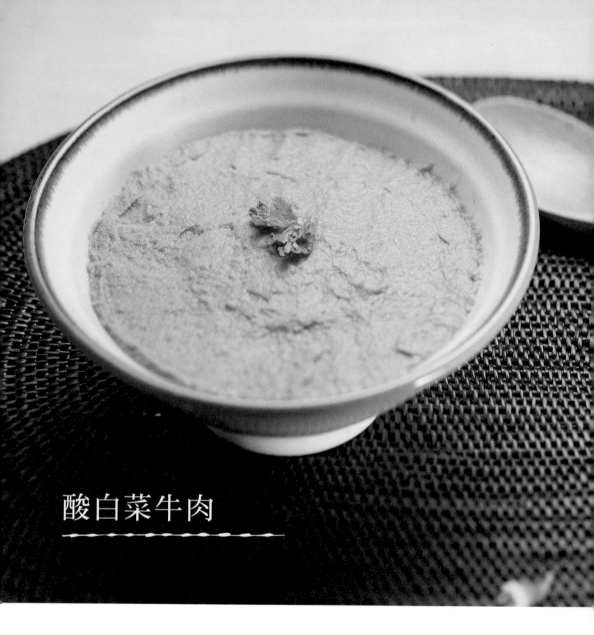

酸白菜牛肉

材料（450ml 份）

橄欖油 ⋯ 1 大匙

鹽 ⋯ 少量或不加[*1]

牛絞肉 ⋯ 200g

酸白菜[*2] ⋯ 140g

蒸熟的山藥 ⋯ 80g

銀耳糊 ⋯ 40g

高湯 ⋯ 適量

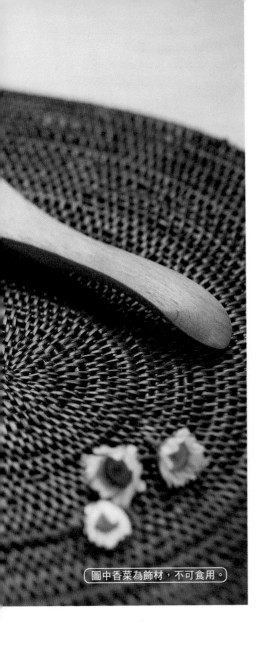

圖中香菜為飾材，不可食用。

作法 基本烹調法❷

1. 酸白菜切碎。

2. 油一大匙，倒入平底鍋內，油熱後加入牛絞肉翻炒。

3. 牛肉熟後加入酸白菜，略滾後熄火，倒入食物調理機。

4. 加入山藥、銀耳糊，確認調理機內水量的高度在食材的一半左右，若不足，適量加高湯。

5. 先從慢速開始攪打，慢慢增加速度，至全部呈現均質的狀態為止。

6. 嚐嚐鹹淡，如果不夠鹹，再少量加鹽略微攪打。

7. 倒入容器，供食或冷凍保存。

*1 酸白菜已有鹹味，建議在食物攪打完成後嚐試鹹淡再加鹽，以免太鹹。

*2 有吞嚥困難的人通常腸道都不太健康，又很難吃到發酵食品，用發酵食品做料理，多少可以幫助攝取益菌及豐富的維生素。

奶油蘑菇菠菜牛肉

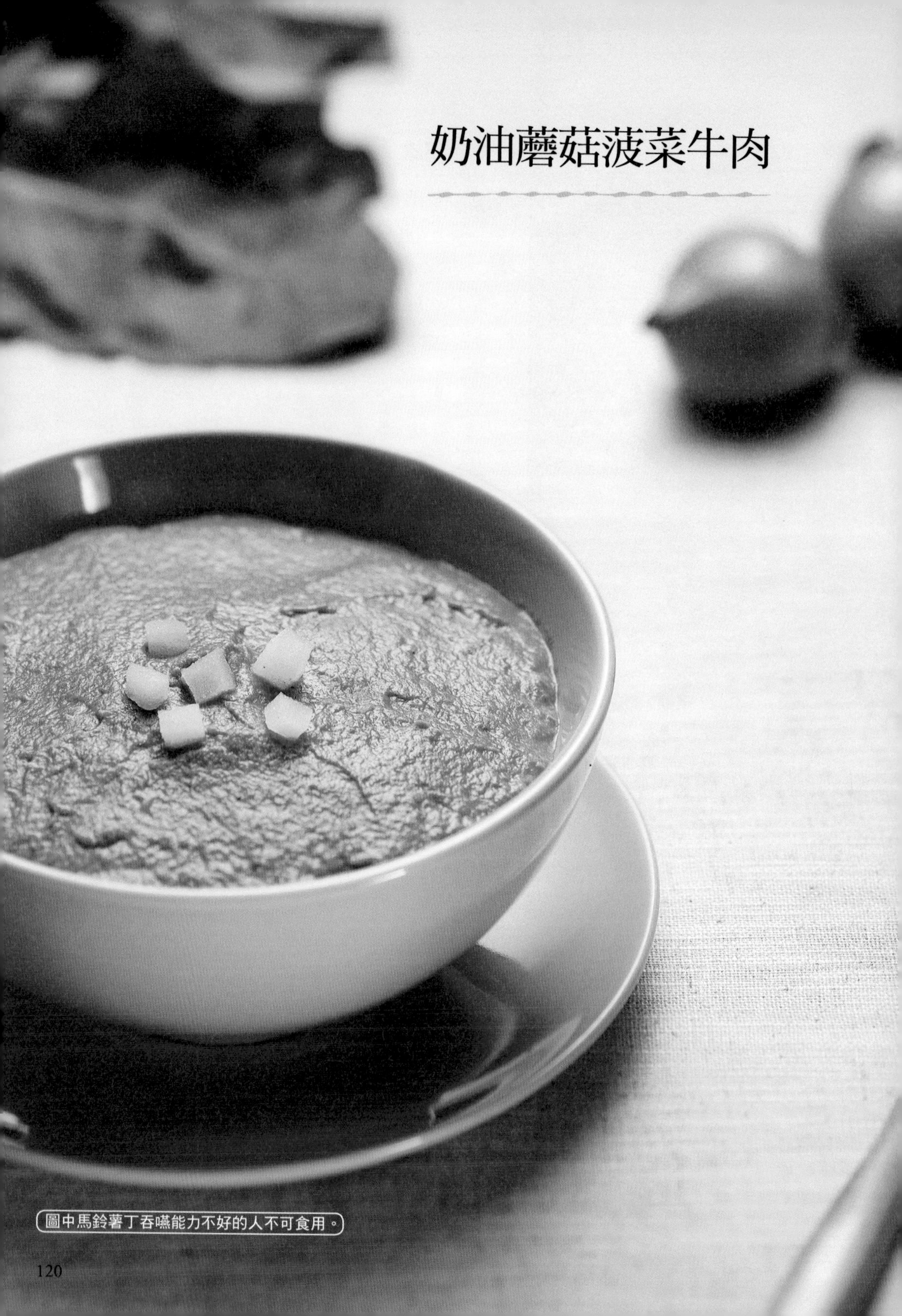

圖中馬鈴薯丁吞嚥能力不好的人不可食用。

120

材料（450ml 份）

奶油 ⋯ 1 大匙	蒜頭 ⋯ 適量
橄欖油 ⋯ 少許	中型洋蔥 ⋯ 1/4 個
牛絞肉 ⋯ 200g	蒸熟的馬鈴薯 ⋯ 80g
蘑菇 ⋯ 50g	銀耳糊 ⋯ 40g
菠菜 ⋯ 90g	高湯 ⋯ 適量
鹽 ⋯ 適量	

作法　基本烹調法❷

1. 蒜頭拍碎、洋蔥、蘑菇、菠菜切碎。
2. 在平底鍋內倒入少許橄欖油以保護奶油不燒焦，再加入奶油。
3. 油熱後加入蒜頭、洋蔥爆香。
4. 倒入蘑菇，大致翻炒。
5. 再倒入牛絞肉、菠菜、適量鹽翻炒，轉小火、蓋鍋。
6. 所有食材全熟後，倒入食物調理機。
7. 加入馬鈴薯、銀耳糊。
8. 確認調理機內水量的高度在食材的一半左右，若不足，適量加高湯。
9. 先從慢速開始攪打，慢慢增加速度，至全部呈現均質的狀態為止。
10. 倒入容器，供食或冷凍保存。

增加口感、訓練咀嚼機能的方法

有些人吃吞嚥照護食最主要的原因不是因為吞嚥能力差，而是牙口不好。這種情況下，可以另外蒸一些根莖類食物，切小碎塊，加在原本的高稠度食物中，這樣在進食時就可以用牙齦和上顎將食物擠碎，增加口感（食塊尺寸可參見 25 頁）。

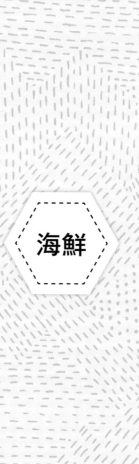

海鮮

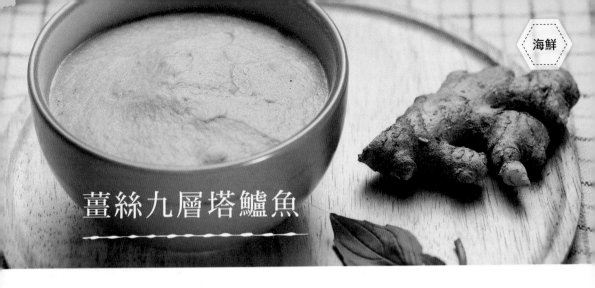

薑絲九層塔鱸魚

材料（450ml 份）

橄欖油 … 1 大匙

鱸魚清肉 … 150g

透抽 … 50g

高麗菜 … 140g

薑末 … 適量

九層塔 … 適量

鹽 … 適量

蒸熟的山藥 … 80g

銀耳糊 … 40g

高湯 … 適量

作法　基本烹調法❷

1. 薑切末、九層塔、高麗菜大致切碎。鱸魚去掉小刺切成大丁。

2. 透抽撕去皮膜抽掉軟骨後，身體部位也切成大丁，足部留下不用。

3. 在鍋內倒入一大匙油，油熱後加入薑末爆香。

4. 倒入高麗菜大致翻炒。

5. 再倒入鱸魚和透抽一起翻炒，最後加入九層塔，轉小火、蓋鍋。

6. 所有食材全熟後，倒入食物調理機。

7. 加入山藥、銀耳糊，確認調理機內水量的高度在食材的一半以下[*1]。

8. 先從慢速開始攪打，慢慢增加速度，至全部呈現均質的狀態為止。

9. 嚐一下鹹度，若不夠再加鹽攪打至均勻。

10. 倒入容器，供食或冷凍保存。

*1 海鮮出水多，肉質也軟，很好攪打。所以攪打時水量要注意不要太多。

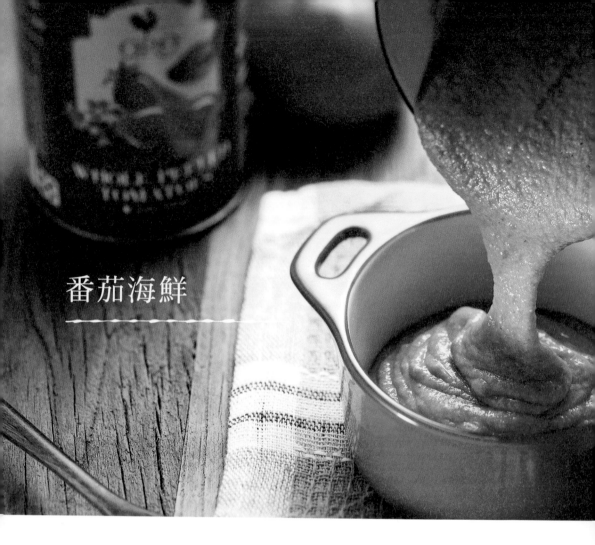

番茄海鮮

材料（450ml 份）

橄欖油 ··· 1 大匙

鱸魚清肉 ··· 100g

透抽 ··· 50g

蛤蜊 ··· 10 顆

甜蝦 ··· 10 隻

蚵[*1] ··· 10 隻

番茄泥 ··· 50g

罐頭去皮番茄[*2] ··· 150g

蒜頭 ··· 適量

洋蔥 ··· 中型 1/4 個

義大利香料 ··· 適量

蒸熟的山藥 ··· 150g

銀耳糊 ··· 60g

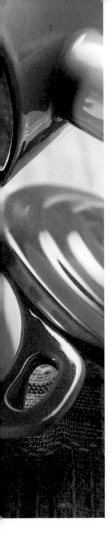

作法 基本烹調法②

1. 蒜頭拍碎、洋蔥切碎。

2. 鱸魚仔細清去小刺後切大丁。

3. 透抽撕去外膜及透明軟骨，只保留身體的清肉，切成大丁。足部因為會有小軟骨，所以不使用，可以留給家人吃。

4. 在平底鍋內倒入一大匙油，油熱後加入蒜頭、洋蔥爆香。

5. 在鍋內加入番茄泥略炒，再倒入鱸魚和透抽翻炒。

6. 鱸魚、透抽略熟後，將蝦、蛤蜊、蚵、去皮番茄和義大利香料一起加入，蓋鍋蓋至全部燜熟[*3]。

7. 小心將蛤蜊殼全部挑起。全部食材一起倒入食物調理機。

8. 加入山藥、銀耳糊。

9. 確認調理機內水量的高度在食材的一半以下，海鮮出水多，番茄也含水，如果湯汁量太多，就需要將湯汁再舀一些出來。

10. 先從慢速開始攪打，慢慢增加速度，至全部呈現均質的狀態為止。

11. 嚐一下鹹度，若不夠再加鹽攪打至均勻。

12. 倒入容器，供食或冷凍保存。

[*1] 吞嚥障礙病人常因為飲食不均衡，所以體內的礦物質也不平衡。體內礦物質一旦不平衡，神經傳導會受影響，容易有情緒不好、失眠等問題。吃海鮮是攝取礦物質最好的方法之一。番茄微酸的口味，也很能刺激食欲，如果有胃口不好，缺乏食欲的狀況，可以先從這一道料理開始試試看。

[*2] 罐頭番茄含鹽、海鮮也是鹹的，應該可以不用再另外加鹽，以免太鹹。

[*3] 注意不要燜太久，以免出水量太多，只要一熟就要馬上掀鍋蓋。

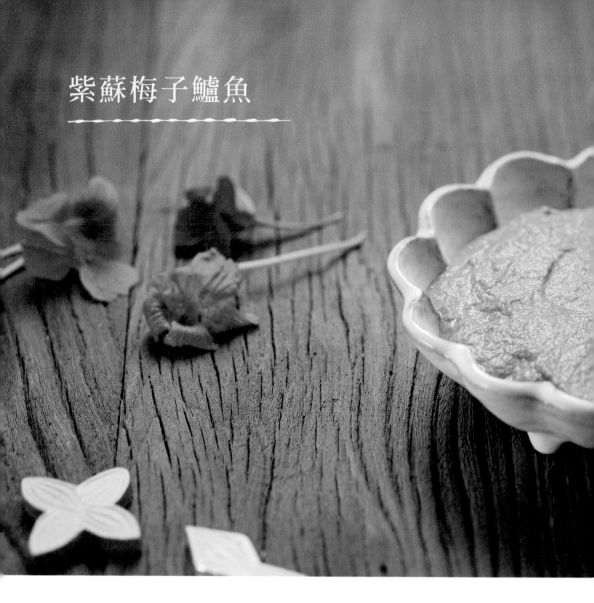

紫蘇梅子鱸魚

材料（450ml 份）

橄欖油 … 1 大匙

鱸魚清肉 … 150g

透抽 … 50g

綠紫蘇葉 … 3 片

日本梅干 … 1 顆

高麗菜 … 140g

蒸熟的山藥 … 80g

銀耳糊 … 40g

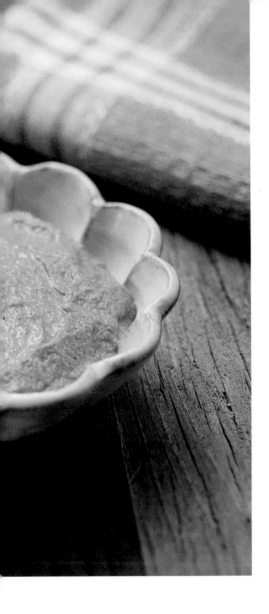

作法 基本烹調法❷

1. 紫蘇葉、高麗菜大致切碎。梅干去籽、略剁成泥。

2. 鱸魚去掉小刺切成大丁。

3. 透抽撕去皮膜抽掉軟骨後，身體部位也切成大丁，足部留下不用。

4. 在平底鍋內倒入一大匙油，油熱後加入高麗菜大致翻炒。

5. 加入鱸魚、透抽、紫蘇、梅干一起翻炒，略熟後轉小火，蓋鍋至食材全熟。

6. 所有食材倒入食物調理機，加入山藥、銀耳糊後確認調理機內的水量高度在食材的一半以下。

7. 先從慢速開始攪打，慢慢增加速度，至全部呈現均質的狀態為止。

8. 嚐一下鹹度，若不夠再加鹽攪打至均勻。

9. 倒入容器，供食或冷凍保存。

味噌芝麻鮭魚

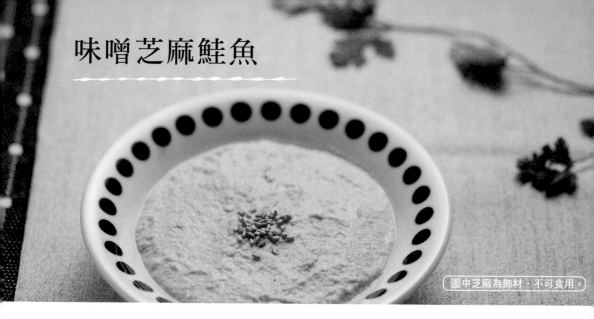

圖中芝麻為飾材，不可食用。

材料（450ml 份）

橄欖油 ··· 1 大匙

鮭魚清肉 ··· 150g

透抽 ··· 50g

味噌[*1] ··· 2/3 大匙

白芝麻粒 ··· 1 大匙

蒸熟的白花椰菜[*2] ··· 140g

蒸熟的山藥 ··· 80g

銀耳糊 ··· 40g

作法 基本烹調法❷

1. 鮭魚去小刺切成大丁。透抽撕去皮膜抽掉軟骨後，身體部位也切成大丁，足部留下不用。

2. 在平底鍋內倒入一大匙油，油熱後加入鮭魚、透抽、味噌後大致翻炒，略熟後轉小火，蓋鍋至燜熟。

3. 所有食材倒入食物調理機，加入白芝麻、蒸熟的花椰菜、山藥、銀耳糊後確認調理機內的水量在食材高度的一半左右。

4. 先從慢速開始攪打，慢慢增加速度，至全部呈現均質的狀態為止。

5. 倒入容器，供食或冷凍保存。

*1 味噌已經夠鹹，此道料理不需要再另外加鹽。

*2 花椰菜也可以改成高麗菜。

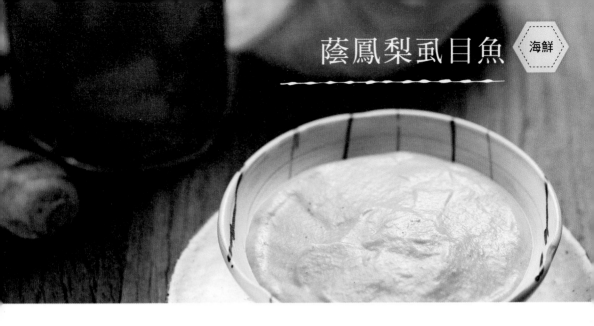

蔭鳳梨虱目魚 海鮮

材料（450ml 份）

虱目魚肚 ··· 150g	蔭鳳梨[*1] ··· 3 塊
透抽 ··· 50g	豆豉 ··· 2 粒
高麗菜 ··· 140g	蒸熟的山藥 ··· 80g
薑 ··· 適量	銀耳糊 ··· 40g

作法　基本烹調法❷

1. 高麗菜大致切碎。薑切碎。

2. 虱目魚肚去小刺，取下中間油脂的部分，肉和油切成大丁。

3. 透抽撕去皮膜抽掉軟骨後，身體部位也切成大丁，足部留下不用。

4. 熱鍋，將虱目魚的油脂丟入鍋中融化，油熱後加入薑碎、高麗菜、豆豉略炒。

5. 倒入虱目魚、透抽、蔭鳳梨一起大致翻炒，略熟後轉小火，蓋鍋至燜熟。

6. 所有食材倒入食物調理機，加入蒸山藥、銀耳糊後確認水量在食材高度的一半左右，若不足或太多，適量調整。

7. 先從慢速開始攪打，慢慢增加速度，至全部呈現均質的狀態為止。

8. 倒入容器，供食或冷凍保存。

*1 蔭鳳梨已經夠鹹，應不用再加鹽，或嚐一下鹹度，若不夠再加鹽攪打至均勻。

素食

菠菜豆腐咖哩

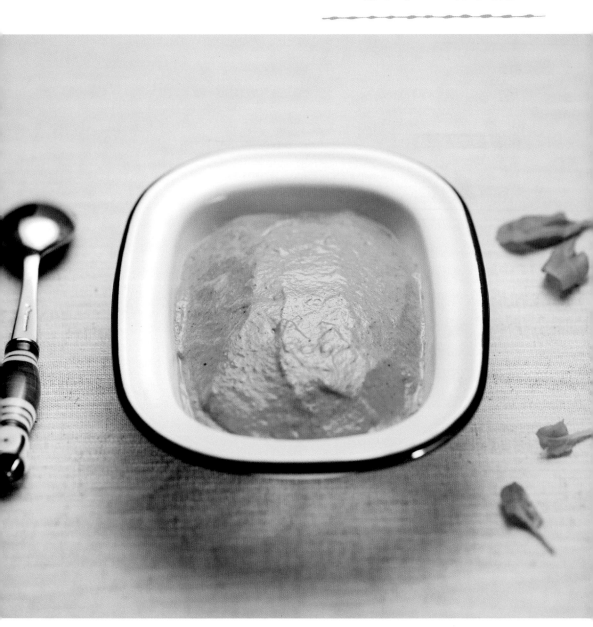

材料（450ml 份）

橄欖油 ··· 1 大匙　　　　　　中型洋蔥 ··· 1/4 個

菠菜 ··· 150g　　　　　　　　鹽 ··· 適量

老豆腐 ··· 150g　　　　　　　咖哩粉 ··· 1 大匙

酪梨*1 ··· 50g　　　　　　　　蒸熟的山藥 ·· 80g

大蒜 ··· 一瓣（可不加）　　　銀耳糊 ··· 40 g

作法　基本烹調法❷

1. 大蒜、洋蔥切碎，菠菜切小段，豆腐瀝水、壓碎。

2. 橄欖油倒入鍋中、熱鍋，加入切碎的大蒜、洋蔥炒香。

3. 加入菠菜略翻炒，再加入豆腐一起炒。

4. 加入鹽、咖哩粉一起炒香，起鍋，全部倒入調理機中。菠菜和豆腐都會出
   水，注意倒入調理機中湯汁的量不要太多，大概食材的一半以下就可以了。

5. 酪梨去皮去籽，倒入調理機中。

6. 山藥、銀耳糊倒入調理機。

7. 全部一起攪打至均質。

8. 倒入容器供食，或冷凍保存*2。

*1 酪梨可以增加食材的滑順程度，並增加熱量。

*2 蔬菜及酪梨較易離水，解凍後食物外圈可能會有一點水，可以在加熱時
   把水攪進食物裡，就不會離水了。

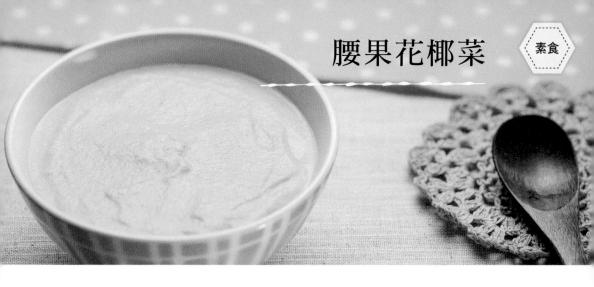

腰果花椰菜 素食

材料（450ml 份）

橄欖油 ‧‧‧ 1 大匙

中型洋蔥 ‧‧‧ 1/4 個

大蒜 ‧‧‧ 一瓣（可不加）

無調味低溫烘焙腰果 ‧‧‧ 30g

白芝麻 ‧‧‧ 1/2 大匙

花椰菜 ‧‧‧ 260g（綠的或白的都可以）

酪梨^{*1} ‧‧‧ 50g

鹽 ‧‧‧ 適量

蒸熟的山藥 ‧‧ 80g

銀耳糊 ‧‧‧ 40 g

蔬菜高湯 ‧‧‧ 適量

作法 基本烹調法❷

1. 洋蔥、大蒜、花椰菜、腰果，分別大致切碎。

2. 在鍋中倒一大匙橄欖油加熱，倒入洋蔥、大蒜，炒至半透明

6. 加入切碎的花椰菜、腰果、白芝麻、適量鹽翻炒

4. 加入適量高湯，蓋鍋，燜煮至熟。

5. 連湯汁一起倒入調理機內，再加入酪梨、銀耳糊、山藥，並確認調理機內的水量。

6. 從慢速開始攪打，慢慢增加速度，至全部呈現均質為止。

7. 倒入容器供食，或冷凍保存。

*1 蔬菜及酪梨較易離水，解凍後食物外圈可能會有一點水，可以在加熱時把水攪進食物裡就不會離水了。

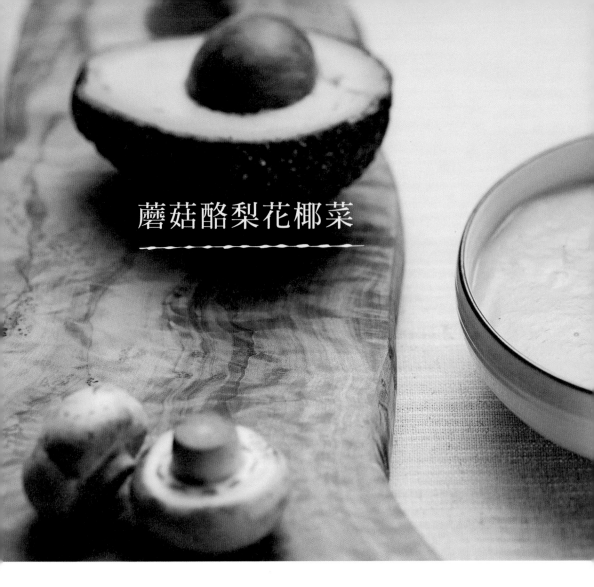

蘑菇酪梨花椰菜

材料（450ml 份）

奶油 ··· 12g

橄欖油 ··· 少許

中型洋蔥 ··· 1/4 個

大蒜 ··· 一瓣（可不加）

蘑菇 ··· 100g

蒸熟花椰菜 ··· 190g

蒸熟的馬鈴薯 ··· 80g

酪梨[*1] ··· 50g

鹽 ··· 適量

義式香料 ··· 適量

鮮奶油 ··· 適量（可不加）

銀耳糊 ··· 40 g

蔬菜高湯 ··· 適量

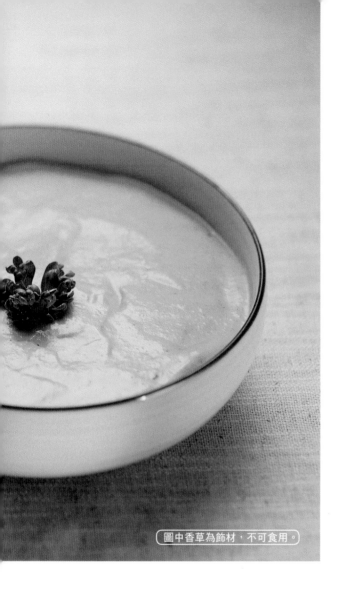

（圖中香草為飾材，不可食用。）

作法 基本烹調法❷

1. 大蒜、洋蔥、蘑菇切碎。

2. 將奶油和橄欖油倒入鍋中，小火熱鍋，加入切碎的大蒜、洋蔥炒香。

3. 將蘑菇倒入鍋內、加鹽，略為翻炒。

4. 蘑菇全熟後起鍋，連湯汁一起倒入調理機中。

5. 花椰菜、馬鈴薯，酪梨、銀耳糊、鮮奶油一起倒入調理機中，若水量不足，適量加點高湯或水，攪打至均質。

6. 倒入容器供食，或冷凍保存。

＊1 蔬菜及酪梨較易離水，解凍後食物外圈可能會有一點水，可以在加熱時把水攪進食物裡就不會離水了。

白粥

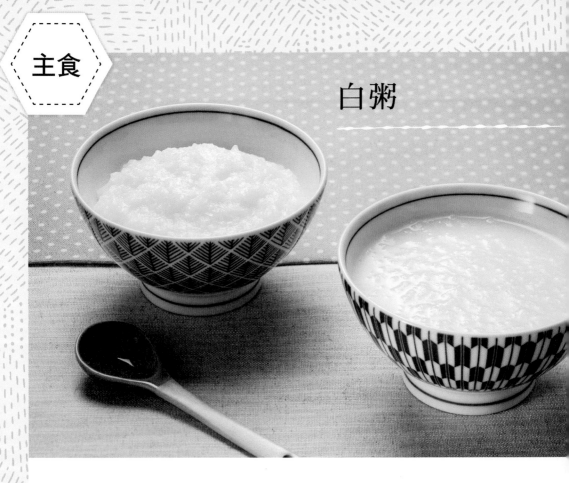

粥糜（用生米煮）

材料（約 400ml）

白米 ⋯ 80g

水 ⋯ 500ml

＊白米先冷凍米粒可以比較易碎，讓
米粒比較容易像廣東粥般開花。標
準的濃稠度差不多是統一超商裡賣
的廣東粥剛微波出來時的樣子。

作法

1. 先將白米按份量洗過放冷凍庫一
   小時以上，再取出加水，放入電
   鍋烹煮。如果是大同電鍋，外鍋
   要加半格水。

2. 開關跳起後再悶 15 分鐘，讓米飯
   將湯汁吸飽。

3. 食用時攪拌把水攪入並讓米粒化
   開，至滑順好吞的程度。

粥凍（用生米煮）

材料（約 400ml）

白米 … 80g

水 … 500ml

增稠劑 … 食倍樂、紐萃 U

（按產品說明份量使用）

作法

1. 按份量將米和水放入電鍋，如果是大同電鍋，外鍋加半格水，按下開關烹煮。
2. 開關跳起後再悶 15 分鐘，讓米飯將湯汁吸飽。
3. 量測粥的溫度，若不到 70℃，再加熱至 70℃以上，按增稠劑規定的方式和份量攪拌並靜置降溫，即可成為一份粥凍。

＊如果攪拌時溫度已達 70℃以上，但放涼後仍無法成為凍狀，那麼加熱的溫度就要再高至微沸騰，這樣增稠劑裡的膠體才會釋放包覆米粒。

粥凍（用冷飯煮）

材料（約 200ml）

冷飯 … 100g

水 … 125g

增稠劑 … 食倍樂、紐萃 U

（按產品說明份量使用）

作法

1. 粥煮滾後按增稠劑規定的方式和份量攪拌並靜置降溫，即成。

＊因每個人的吞嚥能力不同，食譜中粥的濃稠度只是一個一般狀況，如有各別需求，還是應按語言治療師的要求調整製作。

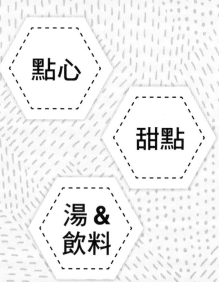

點心

甜點

湯&
飲料

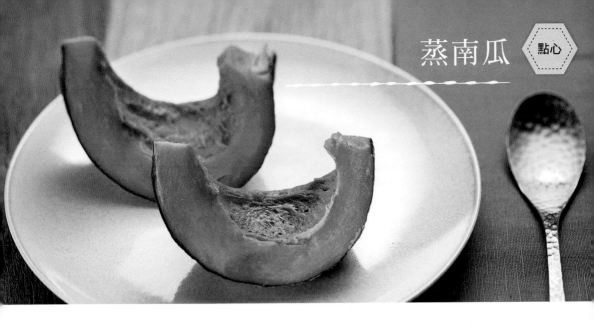

材料

南瓜 ··· 兩片

肉桂粉 ··· 少許（可不加）

鹽 ··· 1 小撮

作法

1. 南瓜帶皮切片，瓜瓤處少少撒些鹽帶出甜味，放在盤子上。

2. 連盤放入電鍋內蒸，外鍋加一杯水，蒸約 20 分鐘或至熟軟。

3. 供餐時將瓜瓤上的長纖刮除，撒上肉桂粉。盤內的南瓜水要留下，進食時將南瓜肉從瓜皮上刮下並拌入肉桂粉，如果太乾，可以澆一些南瓜水在南瓜泥上，幫助將南瓜形成一個滑順的食團。

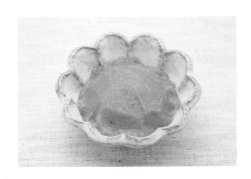

也可以直接將南瓜壓成泥，拌入少許奶油，做成奶油南瓜泥，讓南瓜泥滑順好吞。

山藥蒸蛋

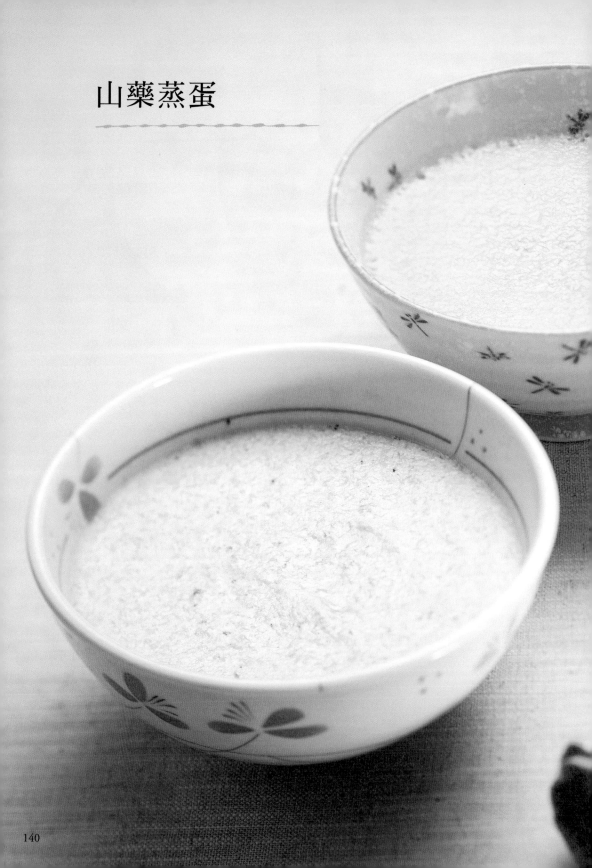

山藥蒸豆腐

山藥蒸蛋

材料

山藥⋯55g

大型蛋⋯1 顆

滴雞精⋯1 包

柴魚粉[*1]⋯1 小匙（可不加）

日式醬油⋯1/4 茶匙

鹽⋯1 撮匙

作法

1. 滴雞精解凍。

2. 山藥去皮磨出 55g 的山藥泥。

3. 山藥泥內打入一顆蛋、加入日式醬油、鹽、柴魚粉，用打蛋器大致打勻。

4. 在 3 裡加入解凍好的滴雞精，再次打至整體均勻、沒有未打勻的蛋清為止。

5. 包上保鮮膜，用電鍋蒸 20 分鐘，略燜 5 分鐘，完成。

＊這道料理質地較接近 IDDSI 分類第五級的細碎食。

＊做好的山藥蒸蛋，山藥會均勻分布在蛋裡，像濃厚的布丁。如果山藥沉在底部硬硬的一塊，就是水的份量太多或太少，需要調整。雞蛋和雞精都是非常好消化的蛋白質，尤其適合年長者補充營養食用。

＊1 柴魚粉的功能是調味及補充礦物質，也可以換成香菇粉、昆布粉，就可以有許多種不同的風味。

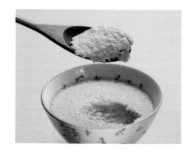

蒸蛋堆在湯匙上可以成為山形，看得到磨碎的山藥泥，濃稠的程度不會讓蛋一下子就碎在嘴裡。

山藥蒸豆腐

材料

山藥 ··· 30g

板豆腐 ··· 100g

銀耳糊 ··· 30g

柴魚粉[*1] ··· 1/4 茶匙

日式醬油 ··· 1 茶匙

鹽 ··· 1/4 茶匙

作法

1. 山藥去皮磨出 30g 的山藥泥。

2. 板豆腐、銀耳糊一起倒入迷你食物處理機打成泥。

3. 將 2 倒入山藥泥中一起攪勻。

4. 加入柴魚粉（可不加）、日式醬油、鹽，攪勻。

5. 包上保鮮膜，用電鍋蒸 30 分鐘，略燜 5 分鐘，完成。

＊這道料理質地較接近 IDDSI 分類第五級的細碎食。

＊1 柴魚粉可以換成香菇粉、昆布粉，就能提供純素食者食用。

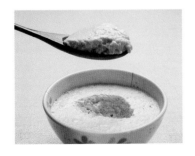

豆腐裡加了銀耳糊，讓它有凝聚力。因為是用銀耳和
山藥增稠，所以不會太黏到不好吞。

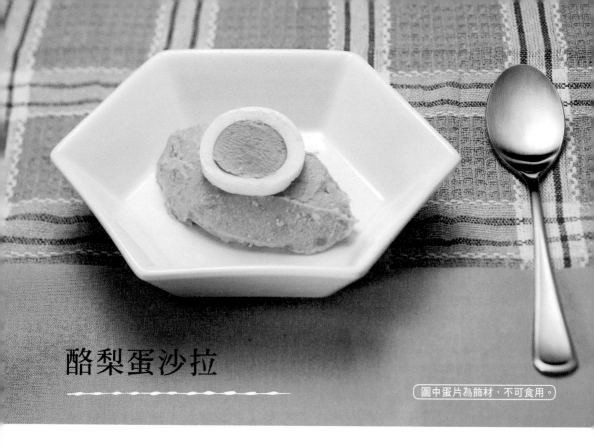

酪梨蛋沙拉

材料

白煮蛋 … 1 顆

酪梨 … 60g

美乃滋 … 適量

鹽 … 少許

胡椒 … 少許

作法

1. 白煮蛋剝殼，放入迷你食物處理機中打碎，愈碎愈好。

2. 再將酪梨、鹽、胡椒一起倒入調理機中攪打至均質。

3. 拌入適量美乃滋一起攪勻，即可盛盤供餐。

＊如果有打得不夠碎的蛋白，要小心挑出來再壓碎。

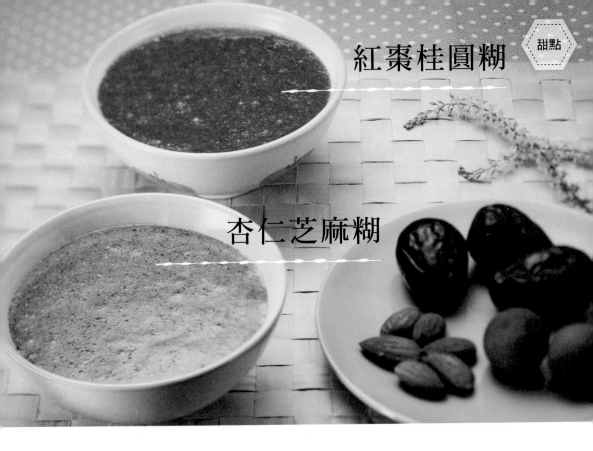

紅棗桂圓糊

杏仁芝麻糊

材料

紅棗蓮子銀耳糊 … 150g

（做法見第 64 頁）

芝麻粉[*1] … 1 大匙

杏仁粉 … 1 大匙

蜂蜜 … 適量

水 … 50ml

作法

1. 紅棗蓮子銀耳糊加水加熱至滾。注意，若看到大塊紅棗皮要挑起來不用。

2. 倒入小果汁機中，加入芝麻粉、杏仁粉、蜂蜜，一起打至均勻。

3. 倒入容器內供食。

*1 堅果類的食材一定要買打好呈粉狀的，不能用整顆堅果，否則顆粒會太粗。

* 此道料理要注意清潔口腔，以免有餘粉殘留。

* 如果不用芝麻粉、杏仁粉，改用熱水泡開的桂圓，加入銀耳糊中一起攪打至均質，就成為紅棗蓮子桂圓糊，可以變換口味。

酪梨藍莓果泥

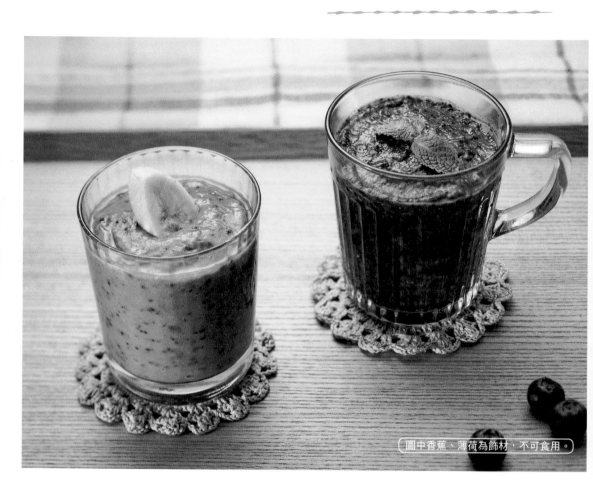

圖中香蕉、薄荷為飾材,不可食用。

酪梨香蕉蔓越莓果泥

酪梨香蕉蔓越莓果泥

材料

酪梨 ⋯ 60g
香蕉 ⋯ 60g
蔓越莓[*1] ⋯ 10 顆

作法

1. 酪梨去皮切大塊、香蕉切段。
2. 將酪梨、香蕉和蔓越莓一起倒入迷你食物處理機攪打均勻。
3. 倒入容器供食。

酪梨藍莓果泥

材料

酪梨 ⋯ 70g
小藍莓[*2] ⋯ 50g
檸檬 ⋯ 少許
蜂蜜 ⋯ 少許

作法

1. 酪梨去皮切大塊，和小藍莓、檸檬、蜂蜜，一起放入迷你食物處理機攪打至均勻[*3]。
2. 倒入容器供食。

[*1] 高齡者常有泌尿道問題，蔓越莓可以幫助預防泌尿道感染，和香蕉、酪梨一起打，酸酸甜甜，不必再另外加糖就很好吃。如果冷凍蔓越莓不好攪打，也可以放市售的蔓越莓粉膠囊，只要取兩粒，倒出裡面的蔓越莓粉和香蕉、酪梨拌在一起吃即可。

[*2] 小藍莓冷凍或新鮮的都可以使用。夏天的時候，如果使用冷凍藍莓做這道點心，會有一種吃冰淇淋的美好錯覺。

[*3] 小藍莓和蔓越莓的薄皮要打得愈細愈好。

柿子果昔

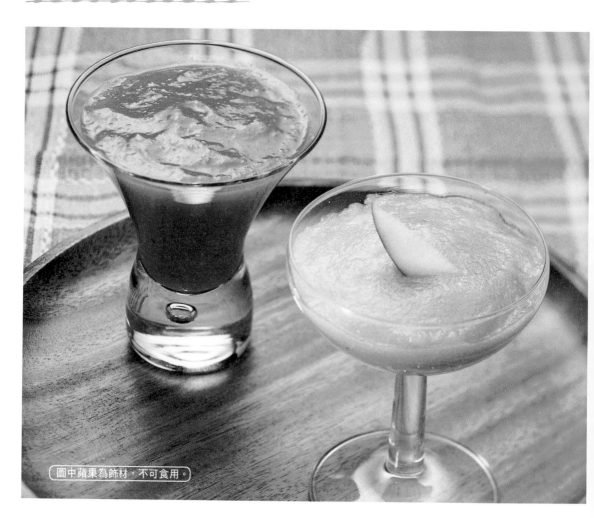

圖中蘋果為飾材，不可食用。

蘋果果昔

柿子果昔

材料

柿子[*1、2] ··· 1 顆

增稠劑 ··· 少許

作法

1. 柿子去皮、切大塊。
2. 和增稠劑一起倒入小果汁機攪打。
3. 確定打好的果昔內沒有增稠劑的結塊，即可倒入容器供食。

[*1] 如果是想做一份好吃、風味十足的果昔，把水果打成汁時，可以一滴水都不用加，增稠劑也只需要一點點幫忙凝聚即可。增稠劑從少量開始加，如果倒出來覺得太稀，可以再酌加攪打。

但如果是為了想補充水份，那麼打汁時，可以加水，增稠劑的使用量，則按增稠劑的說明使用。

[*2] 只要柔軟多汁的水果，都可以用這個方法做成果昔。如芒果、水蜜桃、鳳梨、西瓜、奇異果等均可。

蘋果果昔

材料

蘋果 ··· 1/2 顆

開水 ··· 30ml

增稠劑 ··· 少許

檸檬 ··· 少許

作法

1. 蘋果去皮、切小塊。
2. 水、檸檬汁和蘋果一起倒入小果汁機攪打。如果因為水量太少不好打，可以打一下、停一下，搖一下容杯，再打。這樣即使只有一點點水也可以把水果打成泥。
3. 加入增稠劑再打一下，靜置至果泥濃稠。
4. 確定打好的果昔內沒有增稠劑的結塊，即可倒入容器供食。

肉桂蘋果泥

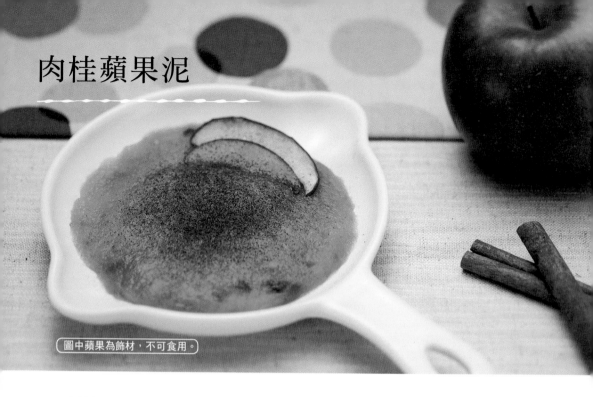

圖中蘋果為飾材，不可食用。

材料

蘋果[*1] ··· 1 個

檸檬 ··· 1 片

奶油 ··· 1 大匙

肉桂粉 ··· 適量

蜂蜜 ··· 適量（可不加）

作法

1. 蘋果去皮、切片，擠上檸檬汁翻一下以避免蘋果氧化。
2. 取小平底鍋，以小火放入奶油潤鍋，切片好的蘋果一片片在鍋內平放，略煎。
3. 平底鍋內加入淺淺一層水，蓋上鍋蓋，小火燜至蘋果熟透為止。
4. 將蘋果放入迷你食物處理機，撒上肉桂粉、加入蜂蜜，一起攪打至均勻。
5. 倒入容器供食。

[*1] 蘋果有果膠可以幫助食材凝聚，油脂則能使食材滑順，攪打過後，應該很容易吞。如果仍有加稠的需要，可以加一點點銀耳糊或增稠劑一起攪打，幫忙黏住。

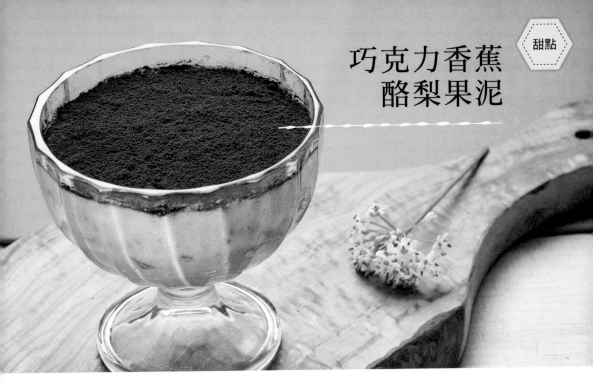

巧克力香蕉
酪梨果泥

材料

酪梨 ⋯ 60g

香蕉 ⋯ 60g

無糖可可粉 ⋯ 適量

蜂蜜 ⋯ 適量

作法

1. 酪梨切塊，放入迷你食物處理機內攪打至滑順，放入玻璃杯最底層抹平。

2. 香蕉切段，攪打至滑順，放入玻璃杯第二層抹平。

3. 無糖可可粉過篩，撒在酪梨香蕉泥最上層。

4. 供食時可以請進食者自己將巧克力粉攪拌進去。要一直攪拌到沒有粉塊，以免嗆到。

5. 如果不夠甜可適量酌加蜂蜜一起攪拌。

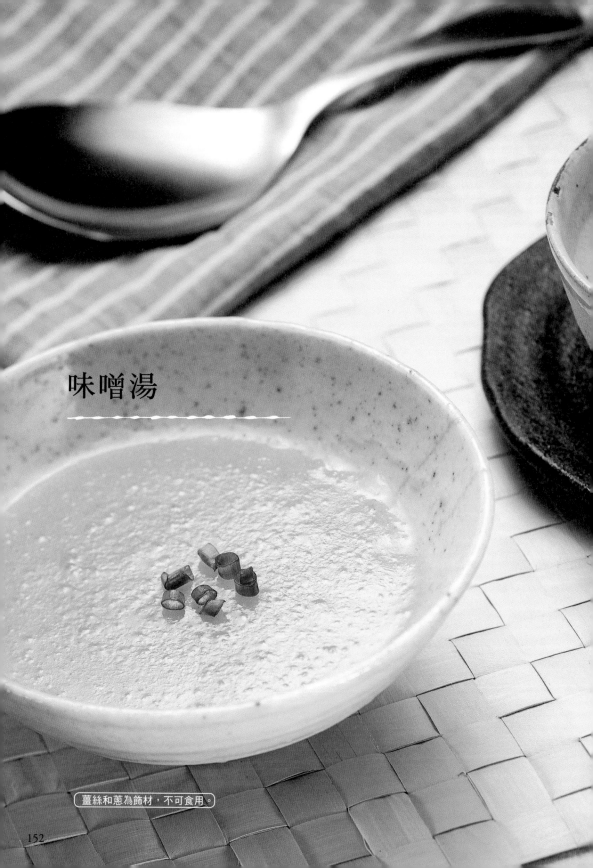

味噌湯

薑絲和蔥為飾材，不可食用。

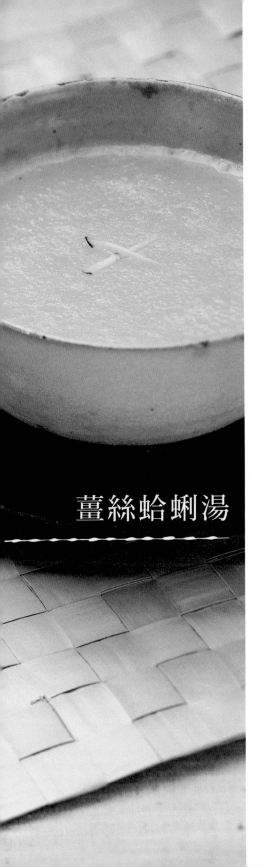

薑絲蛤蜊湯

材料

薑絲蛤蜊清湯 ··· 150 ml
（去除湯中的薑絲和蛤蜊後使用）
塑型劑 紐萃 G ··· 0.5g

作法 基本烹調法❶

1. 先在鍋內倒入清湯，再加入紐萃 G，
   一起攪拌均勻[*1]。
2. 開火，一邊加熱一邊適時攪拌以避
   免燒焦，煮滾後熄火。
3. 倒入碗中，冷卻到 40℃以下後，即
   可成形。如果希望可以再熱一點，
   凝固後最高可以再加熱到 60℃不會
   溶化。

[*1] 最好是先倒粉，再加湯，粉比較容易
　　攪散，不會結塊。
* 味噌湯、清雞湯、蘿蔔排骨湯等，只要
　是有味道的清湯，且不油膩，都可以做
　成這種溫熱的清湯凍，適合吞嚥困難者
　食用以補充水份。

咖啡

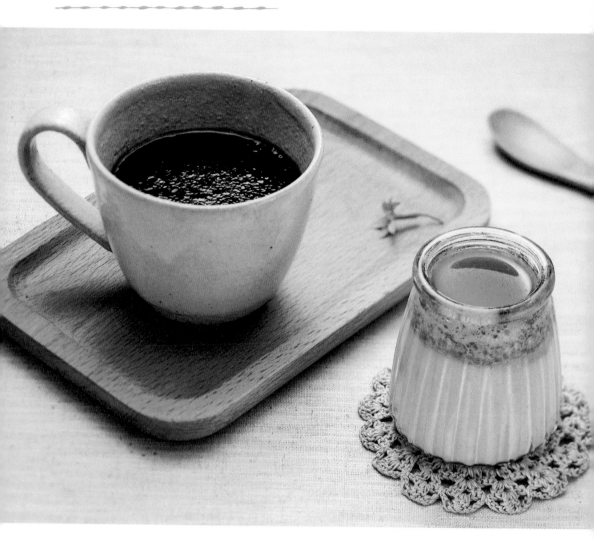

山藥甜布丁

咖啡

材料

咖啡 ··· 150ml

塑型劑 紐萃 G ··· 0.5g

作法 基本烹調法❶

1. 先在鍋內倒入涼咖啡，再加入紐萃 G，一起攪拌均勻[*1]。

2. 開火，一邊加熱一邊適時攪拌以避免燒焦，煮滾後熄火。

3. 倒入杯中，冷卻到 40℃ 以下後即可成形。

[*1] 最好是先倒粉，再加咖啡，粉比較容易攪散。不會結塊。

山藥甜布丁

材料

山藥 ··· 25g

牛奶 ··· 30ml

鮮奶油 ··· 30ml

糖 ··· 1 包

蛋 ··· 1 顆

作法

1. 將山藥用磨泥器磨出 25g 的山藥泥。

2. 將山藥泥和蛋、牛奶、鮮奶油、糖一起打勻。

3. 將打勻的山藥蛋奶汁倒入容器，移入電鍋。

4. 電鍋外鍋放一杯水，蒸 20 分鐘至布丁全熟。

5. 若想再甜一些，布丁上方可淋少量蜂蜜，享用時一起攪拌著吃。

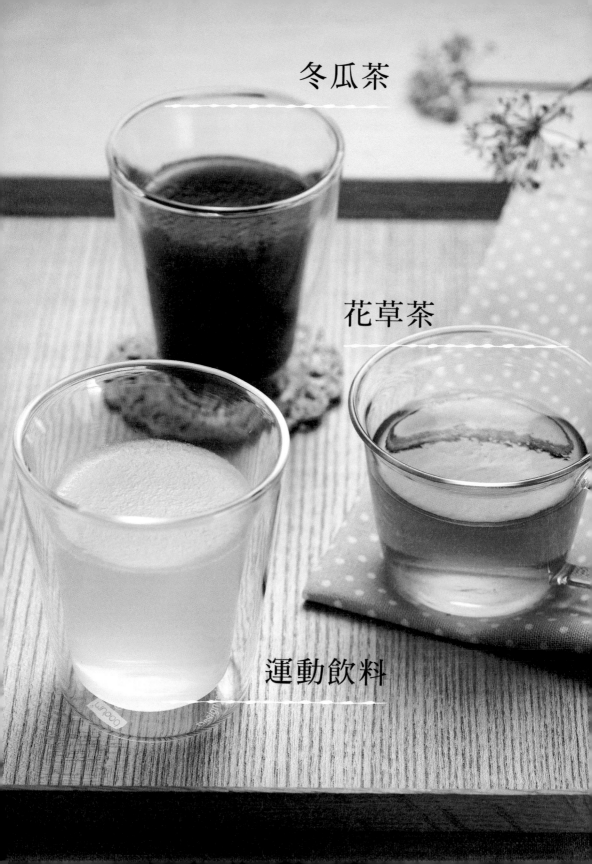

冬瓜茶

花草茶

運動飲料

花草茶

材料

洋甘菊茶 ··· 150 ml

塑型劑 紐萃 G ··· 0.5g

作法　基本烹調法❶

1. 先在鍋內倒入茶，再加入粉，一起攪拌均勻^{*1}。

2. 開火，一邊加熱一邊適時攪拌，煮滾後熄火。

3. 倒入杯中，冷卻到 40℃以下後，即可成形。如果希望喝到更熱的飲料，凝固後最高可以再加熱到 60℃不會溶化。

*1 最好是先倒茶，再加粉，粉比較容易攪散，不會結塊。

＊運動飲料、冬瓜茶、椰子汁等，都可以用同樣的方式製作。

豆漿

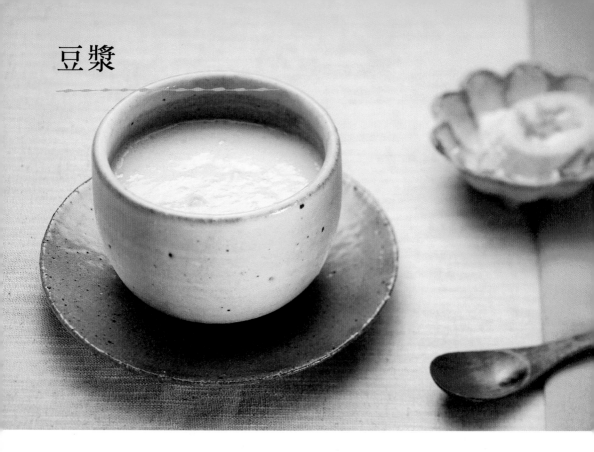

材料

豆漿 ··· 150 ml
增稠劑 快凝寶^{*1} ··· 0.5g

作法 【基本烹調法❶】

1. 在豆漿內倒入快凝寶，攪拌 1 分鐘左右，至豆漿濃稠。

*1 快凝寶的用量可依需要的濃稠度按產品說明使用。
* 一杯豆漿、一小塊香蕉壓泥。就可以成為一份點心。